암을 착하게 만드는
사이먼턴 심리요법

암은
답을 알고
있다

サイモントン療法

SIMONTON THERAPY - CHIYUNIMICHIBIKU GAN NO IMAGE RYOHO by Nobuko Kawabata

Original Japanese edition published by DOBUNKAN SHUPPAN, CO., LTD.

This Korean edition published by arrangement with DOBUNKAN SHUPPAN, CO., LTD., Tokyo, through HonnoKizuna, Inc., Tokyo, and BC Agency

병원 없는 세상, 마음 치유로 만든다

Quality of Life by SIMONTON THERAPY

암을 착하게 만드는
사이먼턴 심리요법

암은 답을 알고 있다

가와바타 노부코 저
상형철 · 박혜진 옮김

물병자리

암은 답을 알고 있습니다

암을 이기기 위해서는 두 가지 고정관념을 바꿔야 한다. 바로 '암은 죽음의 사자'라는 생각과 '죽음은 고통'이라는 생각이다. 암 진단을 받게 되면 사람들은 바로 이 두 가지 고정관념에 빠진다. 이 고정관념은 두려움을 키우는 키워드가 되고, 암 진단을 받은 환자는 두려움에 사로잡혀 암이라는 병에게 끌려 다니다가 자신의 삶을 불행이라는 막다른 골목에 가두게 된다.

암 진단을 받는 순간, 대부분 환자들은 억울함과 두려움, 좌절감과 미안함, 그리고 분노의 감정에 지배당한다. 고되고 힘든 치료와 거친 감정의 파도를 거치면서 몸과 마음의 균형은 깨지고, 나약해져 가는 자신의 모습을 보며 깊은 좌절에 빠진다. 주변의 관심과 걱정에도 세상에 홀로 남겨진 자신의 모습만 억울할 뿐이다.

암 진단 이후의 삶은 건강했던 이전의 삶과는 다른 삶이다. 이런 현실은 진실이며, 또한 고정관념을 바꿀 절박한 계기가 된다. 건강한 상태라면 암과 죽음에 대한 고정관념이 쉽사리 바뀔 리 없지만, 다른 삶을 살게 된 암 진단 이후라면 이야기가 달라진다. 이미 바뀌어버린 삶, 그 삶을 잘 보내기 위한 불가피한 선택을 해야 하는 것이다. '우리가 피해야 할 나쁜 것은 무엇인가'에 몰두하기보다 '내 인생에 기쁨과 충족은 무엇인가?'에 집중해야 한다. '남아 있는 삶, 어떻게든 행복하자.' 이 마음에서부터 시작해 보자.

암은 죽음의 사자가 아니라 회복의 메신저다. 당신을 죽음으로 이끌기 위해 찾아온 것이 아니라, 당신의 삶에 변화가 필요하고, 당신을 원래의 행복한 본성으로 이끌기 위해 찾아온 희망의 전령이다. 암 진단 이후의 삶을 어떻게든 행복하게 살기로 했다면, 이 믿음을 굳건한 반석 위에 올려놓자.

두 번째 믿음은 우리의 몸은 마음과의 균형을 찾아 건강한 상태로 되돌아가려는 자기치유력을 본성으로 가지고 있다는 사실이다. 슈바이처(Albert Schweitzer)는 "우리 한 사람 한 사람 안에는 모두 현명한 의사가 살고 있어 무엇을 하면 좋은지에 대해 모든 것을 알고 있다"라고 말했다.

병은 망가져 버린 몸과 마음의 균형을 되돌리려는 '부정적'인 작용이고, 병에서 회복되는 여정은 원래의 균형을 되찾는 과정이라는 것이다. 몸과 마음의 불균형은 바로 그 유명한 스트레스 때문이다.

연구에 따르면, 암은 외부의 압박을 자신의 내면에서 삭이며 잘 참고 견디는 사람에게서 많이 나타난다고 한다. 본인은 스트레스를 잘 견딘다고 생각하지만, 알게 모르게 몸과 마음은 그 영향을 고스란히 쌓고 결국엔 병으로 발전하게 된다는 것이다. 그 상황이 지속하면 암이 아니더라도 그 사람은 자신이 원했던 삶이 아닌, 불행과 고통의 순간을 직면하게 된다.

암은 그런 사람에게 '잠시 멈춤'의 경고등이 켜진 것이다. 잠시 모든 것을 멈추고 나에게 행복한 삶이란 과연 무엇인가 되돌아보게 한다. 세상의 어떤 간섭도 따돌리는 이유가 되며, 당신이 행복의 길로 들어설 수 있도록 방향등을 제시하는 메신저다.

어떤 삶을 살 것인가 진지하게 마주하자. 경고등을 무시하고 가던 대로 직진할 것인가, 아니면 새로운 방향등을 켜고 행복의 길로 들어설 것인가.

1971년 칼 사이먼턴이 주창한 사이먼턴 요법은 암 환자에게 새로운 방식의 희망을 전하고 있다.

1971년, 사이먼턴 박사는 처음으로 심리적 개입을 시행하여 치료를 진행하였고, 그 결과는 대단히 성공적이었다. 이를 시작으로 사이먼턴 박사는 꾸준히 심리요법을 활용해 치료를 하며 임상사례를 쌓아왔다. 1974년부터 1978년까지 4년에 걸쳐 사이먼턴 암센터에서는 사이먼턴 요법으로 병을 치료하는 과정을 조사하는 연구를 시행하였다. 그 내용은 이후 오스트레일리아의 과학지 〈The Medical Journal of Australia〉(1981년)에 게재되었다.

사이먼턴 요법의 목표는 암환자들의 '삶의 질(Quality Of Life)'을 높이는 데 있다. 암과 죽음의 본질을 이해하는 것을 기초로 삶에 대한 새로운 설계를 이끌어 준다. 행복을 추구하는 마음은 몸과 마음의 균형을 되살리고, 치료와 회복에 큰 영향을 미쳐 그 마지막이 완치든 죽음이든 상관없이 충분히 만족한 시간을 채우게 된다.

● ● ●

2017년 6월 설레는 마음으로 미국행 비행기에 몸을 실었다. 사이먼턴 프로그램을 직접 경험하기 위함이었다. 그곳에서는 항암, 방사선, 수술이라는 현대의학 표준치료 후, 암과 마음의 관계를 탐구하며 프로그램을 진행하고 있었다. 5박 6일간의 짧은 프로그램을 통해 정서적인 행복감을 증진하고, 치료의 부작용을 줄이며, 생존율을 높이고, 심지어 생존의 질을 향상시켜주는 효과가 있음을 눈으로 직접 확인했다.

암에 걸려서 불행한 것이 아니고, 행복하게 살지 못해서 암에 걸린 것이라는 심리학자 카렌 사이먼턴(칼 사이먼턴의 부인)의 설명을 들었다. 의사로서 앞으로 내가 함께 가야 할 길이라는 것을 직감했고, 암을 치료하는 또 다른 길이 있다면 마음을 통한 접근법이라고 확신했다.

그 후 카렌의 소개로 일본에 있는 사이먼턴 센터에 인턴으로 참여했다. 2018년부터 3차례에 걸쳐 참여했는데, 몇몇의 놀랄만한 환자들을 만났으며, 의사로서 치유에 관한 더 많은 것을 배우게 되었다. 또한 인턴 생활 동안 고질병을 치유하는 경험을 했으며, 삶의 목적, 행복을 깨닫는 귀중한 순간도 가졌다.

이 책은 가와바타 노부코가 사이먼턴 박사와 일본에서 프로그램을 진행하면서 만든 일본 프로그램 교과서를 번역한 것이다. 이 책은, 세 가지 측면에서 놀라웠는데, 독자 여러분께도 매우 유익할 것으로 생각한다.

첫 번째는 사이먼턴 요법의 핵심을 설득력 있게 제시했다는 점이다. 암에 대한 이해의 폭을 넓히고 자신의 삶을 기쁨으로 채워야 한다는 확신을 심어준다. 약 스무 건에 달하는 사례는 환자들이 직면한 고민을 해소해 준다.

두 번째는 책을 읽으며 실제로 그 치료 과정을 체험할 수 있는 다양한 툴을 제공하고 있다는 점이다. 사이먼턴 요법의 중요한 체크리스트인 〈기쁨 리스트〉, 〈빌리프 워크〉, 〈이미지 워크〉, 〈병의 은혜〉, 〈서포터 프로그램〉, 〈2년 건강 계획〉까지 상세하게 안내하고 있다. 더불어 자기 내면과의 진솔한 소통을 위한 〈명상〉 코너도 인상 깊다.

마지막은 죽음에 대한 깊이 있는 이해이다. 누구나 결국엔 마주해야 할 죽음. 막연히 두려움의 순간으로 이해하고 있는 죽음에 대한 새로운 시각을 제시한다. 더 이상 죽음을 두려워할 필요가 없고, 좋은 죽음을 맞이하기 위해 행복하고 좋은 삶을 살도록 안내하고 있다.

이 책은 총 9장으로 구성되어 있다. 1장에서 3장까지는 암에 대한 이해의 폭을 넓혀주며, 4장과 5장은 자기치유력과 신념에 대한 확신을 주며, 6장은 죽음에 대해(다른 건 몰라도 꼭 이 장은 읽어보시길), 7장은 조력자의 역할과 관계성을, 8장은 구체적인 실천계획인 〈2년 건강 계획〉 작성법, 9장은 회복 이후의 마음가짐에 대해 안내하고 있다.

• • •

나는 당신이 암을 치유하고, 다시 건강을 회복하기 위한 우리 여행에 함께하기를 소망한다. 이 여행은 암을 치료하는 많은 의사들이 환자들과 함께 꼭 가고 싶어 하는 마음탐구 여행이다. 어둡고 힘든 치료 과정을 함께 견디며 따뜻하고 편안하게 지날 수 있도록 마음에 힘을 주는 여행이다.

나는 많은 사람들이 암을 진단받은 후에야 비로소 이 여행을 시작한다는 것을 잘 알고 있다. 이 여행을 시작해야만 하는 자리가 아주 힘들다는 것도 잘 안다. 그렇기에 이 책은 여러분의 강력한 동반자가 될 것을 확신하고 있다. 앞으로 함께 가야 할 길이 고되고 험난하겠지만, 나는 이것 또한 즐거운 여행이고, 삶의 빛나는 아름다움을 경험하는 과정이 될 것이라고 믿고 있다.

이 책은 당신을 사랑하고 이해하고, 당신의 회복을 소망하는 마음으로 만들어졌다. 우리의 경험과 도움을 당신에게 조금이나마 나눌 수 있는 기회가 되길 바란다. 그래서 이 책이 '당신과 우리는 한 팀'이라고 생각해 주는 계기가 되길 바란다.

소중한 경험을 기꺼이 허락해 준 가와바타 노부코 선생님께 감사드리고 긴 시간 통역과 번역을 함께 해준 박혜진 선생님께도 감사의 말을 전한다.

당신의 몸과 마음은 행복을 원한다.

이미 균형점을 찾아 움직이기 시작했다.

우리는 저절로 안다. 어떤 것이 행복한 삶인지.

암이라는 메신저가 당신에게 준 선물. 인생 쉼표.

인생 리셋 버튼.

어떤 간섭도 다 물리치고, 아무 거리낌 없이 당신이 하고 싶은 것을 하며, 당신을 기쁘게 하는 사람을 만나며, 당신이 행복한 곳으로 가자.

암은 이미 답을 알고 있다.

지금 바로 행복의 방향등을 켜자.

2021년 3월 따뜻한 봄 날,

더필잎재활요양병원장 상형철

한국 독자 여러분께

암이 우리를 고통스럽게 하는 것은 병 자체라기보다는 오히려 그 병에 대한 이미지라고 할 수 있습니다. '암은 공격적이고 강하며 한번 걸리면 완치는 어렵고 계속 고통을 주다가 이윽고 죽음으로 내몬다'고 하는 이미지가 우리를 공포의 나락으로 떨어뜨리는 것입니다.

그러나 만일 그 이미지가 틀린 것이고 실제로는 '암은 약하고 불안정한 세포이고, 정상세포를 공격하지는 않으며 우리 몸의 균형이 무너졌다는 사실을 알려주는 은혜로운 메신저'라면 어떨까요? 분명, 쓸데없는 공포감을 빼고 좀 더 마음을 풀며 희망을 가지고 병이나 인생을 마주볼 수 있도록 해줄 것입니다. 그리고 마음을 풀고 희망을 가진다는 이 자세야말로 치유의 과정에 큰 영향을 주는 것이 사실이라면, 이것은 실로 기쁜 소식이 아닐까요?

최근에는 신경계나 호르몬계의 연구 성과에 따라 마음이나 감정이 신체에 미치는 영향이 과학적으로 해명되고 있으며 종양학에서도 '정신종양학(Psy-chooncology)'이라는 분야가 확립되어 스트레스와 암의 인과관계가 밝혀지고 있습니다.

그러나 이미 1960년대 태평양 건너의 미국에 거친 파도에 시달리면서도 강한 신념을 가지고 이 분야에 매진한 의사가 있었습니다.

방사선종양학 의사인 사이먼턴(O. Carl Simonton) 박사입니다. 그는 날마다 임상 현장에서 수많은 환자를 보면서 인간의 마음이나 감정이 병의 진행이나 치유 과정에 커다란 영향을 주는 것을 관찰해 왔습니다. 인간이 가진 미지의 위대한 힘에 놀라 정열과 두근거림을 가지고 이 일에 매진해 왔습니다.

저는 1999년부터 사이먼턴 박사와 인연이 닿았습니다. 그리고 그의 지도 아래 일본의 암환자와 그 가족들과 '사이먼턴 요법(Simonton Therapy)'을 수행하여 인간과 자연의 끝 모를 힘을 느낄 기회를 얻었습니다.

아무래도 의료 현장의 확률·통계를 거부해 버리는 환자에게는 어떤 공통된 것이 있는 것 같습니다. 그것을 가능한 한 체계적으로 정리한 것이 이 책입니다. 인생이란 정말로 불가사의 하고 놀라운 – WONDERFUL! – 일이 가득하며 위대합니다.

이 책을 통해 보다 많은 분들과 함께 치유를 향한 미지의 여행을 떠나려 합니다. 모두 '원더풀(Wonderful)'한 체험을 할 수 있기를 기원합니다. 그러면 함께 치유를 향한 여행의 문을 열어볼까요?

가와바타 노부코(川畑伸子)

CONTENTS

CONTENTS

프롤로그

"사이먼턴 요법을 만난 건 내 인생 최고의 운명이었다"

"면역세포가 암을 둘러싸서 없애는 상상만으로 암을 치료하는 심리요법이 있다."

1990년 1월, 로스앤젤레스에 살고 있던 내게 이런 암치료법의 통역 의뢰를 하는 한 통의 국제 전화가 걸려 왔다. 나는 그때까지 비즈니스 분야에서만 일을 하고 있었기 때문에 의료나 심리 분야와는 별로 인연이 없었다. 그래서 그 의뢰를 거절하고 대신 그쪽 일에 적임인 통역자를 찾아주겠노라고 약속했다. 그런데 그런 일의 적임자를 찾는다는 게 생각보다 어려웠다. 그러자 내 친구이기도 했던 의뢰인은 이 요법의 겉핥기 정도만이라도 알고 싶다면서 괜찮다면 꼭 내가 통역을 맡아 주기를 원했다. 조금은 불안한 마음이 들기도 했지만 또 조금은 흥미롭기도 했기에 그 일을 맡게 되었다.

생각해 보면 이 전화 한 통이 나에게는 '보이지 않는 신의 손'이라고밖에 할 수 없는 것이, 그 이후의 나의 인생을 완전히 바꾸어 놓는 계기가 되었기 때문이다.

로스앤젤레스에서 두 시간 정도 떨어진 곳에 산타바바라라는 바다와 숲으로 둘러싸인 한적한 도시가 있다. 유칼립투스 향기와 새들의 지저귐에 둘러싸인 그곳의 한 시설에서 '사이먼턴 요법(Simonton Therapy)'이라고 불리는 그 요법이 시행되고 있었다.

세계 각국에서 모인 30여 명의 암환자와 그 가족들은 기대감과 함께 불안감을 가슴에 안고 조용히 모임의 시작을 기다리고 있었다. 그 자리에서 방사선종양학 의사인인 칼 사이먼턴(O. Carl Simonton) 박사를 만날 수 있었다. 그에 대해서는 그가 쓴 저서로밖에는 알 수 없었기 때문에 나는 그저 그를 고지식하고 신경질적인 인물일 것이라고 상상하고 있었다. 그렇기 때문에 내 온몸은 너무나 긴장되어 위에서는 가벼운 통증까지 느껴질 정도였다. 그런데 모임이 시작됨과 동시에 다른 스태프들과 함께 연수실로 들어선 그의 모습은 마치 산타클로스와 같았다. 느긋한 발걸음에 온화한 미소를 띤 그의 모습에 모든 참가자들이 가슴을 쓸어내리던 것을 나는 지금까지도 선명하게 기억하고 있다. 그가 천천히 부드러운 목소리로 모임의 시작을 알렸다.

"여러분, 잘 오셨습니다. 우리는 오늘부터 이곳에서 '자신에게 있어 무엇이 좋은가'를 탐구해 나갈 것입니다. 우리에게 있어 나쁜 것이 무엇인가가 아니라 우리의 건강 그리고 인생에 있어 좋은 것이 무엇인가를 탐구하는 것입니다."

6일 동안 시행되는 사이먼턴 요법은 방법론에 있어서 내가 지금까지 상상하고 있던 "암이 없어지는 것을 상상해서 암을 치유한다"라는 단순한 것이 아니었다. 실제로는 증상이 안 좋으면 안 좋을수록 치료나 삶에 대해 좋은 이미지를 갖는다는 것이 아주 어려운 일이기 때문에 단순한 단락적인 접근은 역효과를 낼 수도 있다.

마냥 좋은 것을 상상하는 것보다 오히려 좋은 이미지를 가지기까지의 섬세한 과정이 정말 중요하다. 사이먼턴 박사는 이 부분을 섬세한 시선과 다각도의 시각으로 바라보고 있었고, 포괄적인 접근으로 암환자와 보호자에 개입하고 있었다. 그 모습을 직접 눈으로 본 나는 암환자가 아니었음에도 불구하고 눈이 번쩍 뜨이며, 그것을 계기로 나의 인생은 극적으로 바뀌었다.

암환자와 그 가족을 위한 심리요법인 '사이먼턴 요법'은 1971년 칼 사이먼턴 박사에 의해 개발되었다. 사이먼턴 박사는 연수의 기간 동안 같은 증상의 환자에 대해 같은 치료를 해도 건강해지는 사람이 있는가 하면 악화되는 사람도 있는 모순된 상황을 몇 번이나 경험하였다. 그런 경험을 통해 현대의료에서 빠져 있는 것 가운데 환자에게 꼭 필요한 것이 무엇인지에 대한 고민을 하게 되었다. 그리고 임상 현장에서 환자를 관찰하던 중, 환자의 살아가는 자세가 치료나 치유의 과정에 큰 영향을 미친다는 것을 알게 되었다. 희망을 가지고 치료나 일상생활을 하는 환자는, 절망감에 빠져 치료에 임하고 있는 환자에 비해 훨씬 경과가 좋았다. 치료나 인생에 대해 좋은 이미지를 가지고 긍정적인 자세로 살아가는 것이, 건강한 삶에 큰 차이를 가져오는 것이었다.

이런 관찰은 그가 당시 가장 힘을 쏟아 수행하고 있던 '암의 연구 디자인'에서 시작되었다. 이것은 의사들의 당면 문제였던 환자가 의사의 지시에 잘 따르는지 아닌지의 문제를 해소하기 위해 시작한 것이었다. 그리고 그 관찰을 통해 환자의 동기, 즉 마음가짐이 열쇠가 되고 있다는 것을 알게 되었다. 동양에는 '심신일여(心身一如)', 즉 '병은 마음으로부터'라는 말이 있듯이 그는 그것을 환자에게서 체험적으로 배운 것이다.

우리의 정신 상태나 심리 상태가 신체에 영향을 미친다는 사실은 다양한 연구결과를 통해 정확하게 알려져 있다. 특히 '정신신경면역학' 분야의 발전으로 스트레스가 신체에 주는 영향이 과학적으로 분석되어 의료 현장에서도 치유를 위한 큰 역할을 하고 있다.

하지만 '마음'에 대한 접근은 너무나 다양한 방법이 있어서 의료기관을 통해 통계적으로 확립된 것은 없으며, 아직 해결한 난제가 산처럼 쌓여 있다.

병이라는 것은 그 증상이 완화되는, 혹은 낫는 것만으로는 치유되었다고 말할 수 없다. 생리적으로 암세포가 사멸하는 것이 치유가 아니라 그 암세포를 만들어 낸 원인부터 밝혀야만 하는 것이다.

한 환자의 모든 것(개성, 가족관계, 지역사회, 문화적 배경 등)을 포괄적으로 볼 필요가 있으며, 우리의 마음과 몸이 모두 치유되어야 비로소 참된 건강을 얻었다고 말할 수 있다. 건강의 핵심이 되는 것은 조화,

즉 육체적, 정신적 '밸런스(balance)'라고 할 수 있다. 우리는 원래 항상 밸런스를 맞춰 자신의 건강을 지키는 능력을 가지고 있다는 사실을 기억해야 한다.

육체적 정신적 균형을 이루는 치료법인 사이먼턴 요법의 주요 사항을 살펴보자.

사이먼턴 요법은 세 가지 핵심 카운슬링 이념을 가지고 있는데, 첫 번째는 '삶의 질을 높인다(QOL, Quality Of Life)'이다. 두 번째는 '병의 진행에 차이를 만든다'이고, 마지막은 '죽음의 질을 높인다'이다. 각각의 세부적인 내용은 본문에서 자세히 선개될 것이다.

카운슬링 이념을 구현하기 위해 사이먼턴 요법에서 다루는 '주제[Topic]'는 아홉 가지다. 하나씩 읽어가며 그 의미만 곱씹어 보자.

① 〈기쁨 리스트〉 작성

② 편견을 바꾸는 연습, 〈빌리프 워크(Belief Work)〉

③ 그림 그리기를 통한 치유 훈련, 〈이미지 워크(Image Work)〉

④ 스트레스의 패턴 확인과 병의 이차적 은혜에 대한 공감

⑤ 희망과 신뢰에 대한 확신과 안으로부터의 예지·영성의 회복

⑥ 좋은 죽음과 좋은 삶의 문제, 〈사생관〉

⑦ 환자와 보호자간의 대화법, 〈서포터 프로그램〉

⑧ 〈2년 건강 계획〉

⑨ 이완을 위한 차분한 실행, 〈명상〉

다음은 카운슬러가 어떤 마음가짐을 지녀야 하는지와 이 요법을 시행할 때 어떤 점에 주의해야 하는지에 대해 알아보려고 한다.

먼저 카운슬러의 열 가지 마음가짐이다. 이 마음가짐은 카운슬러와 환자가 교감하는 방식과 태도를 공유할수록 효과가 높기에 함께 공감의 시선으로 들여다보자.

① 암환자는 약하고 섬세하다는 사실을 이해하고, 상냥하고 부드럽게 상담이 이루어지도록 해야 한다.

② 환자에게 '나쁜 것', '하지 말 것' 등 부정적인 행동에 눈을 돌리게 하지 말고, '좋은 것', '하고 싶은 것' 등 이미 가지고 있는 좋은 점과 긍정적인 행동에 마음을 두도록 유도한다.

③ 치료 효과는 환자의 기운을 북돋는 방향이어야 한다.

④ 카운슬링은 본질적으로 교육적 요소를 포함하고 있다. 그 사람과 그 사람의 사고와 신념, 자세, 그리고 감정과의 관계를 가르치는 것이고, 그에 따르는 건강 가치관의 결정 방식을 가르치는 것이어야 한다.

⑤ 상상력(이미지)을 효과적으로 받아들이는 방법을 가르치고, 그것이 치유 과정의 핵심이 되도록 한다.

⑥ 죄책감, 패배감, 자책 등의 생각에서 오는 감정적 스트레스를 효과적으로 해소할 수 있도록 애써야 한다.

⑦ 마음의 평안 등 안정적인 감정의 역할의 중요성과 이완을 확실히

안내해야 한다.

⑧ 주위의 '서포터(Supporter, 조력자)'와 어떤 방법으로 대화를 나누고 도움을 받아야 하는지에 대해 조언해 주어야 한다.

⑨ 암에 걸린다는 것의 의미를 발견해 내는 데 도움을 주어야 한다.

⑩ 그 사람의 철학적, 종교적, 정신적인 면을 고려하여 효과적으로 도움을 주어야 한다.

사이먼턴 요법을 시행할 때 주의를 기울여야 하는 점이 있는데, 사이먼턴 요법 역시 완전무결한 절대적 치료법이 아니라는 사실이다.

사람은 모두 각자 개성을 가지고 있다. 치유의 과정도 사람마다 모두 다르다. 암치료에 있어 그 어떤 요법도 모든 사람에게 절대적인 것은 없다. 다른 사람에게는 효과적인 치료법이 반드시 자신에게도 효과적인 것은 아니다. 가장 중요한 것은 자신의 생각에 어떤 치료방법이 자신에게 맞겠다고 생각하면 적극적으로 받아들이고, 굳이 와 닿지 않는 치료법이라고 여겨지면 굳이 무리하게 받아들일 필요가 없다. 치료법을 위한 자신이 아니라, 자신을 위한 치료법이라는 것을 잊어서는 안 된다. 세간에서 떠도는 치료법이나 다른 사람이 효과를 보았다는 치료법이 아닌, 자신에게 좋은 것이 무엇인지를 탐구하고 중심을 자신에게 두어야 한다는 것을 명심해야 한다.

사이먼턴 요법은 미국에서 처음 시작되어 지금은 세계적으로 아주 많은 나라에서 시행되고 있다. 이 책은 세계 각국에서 시행되고 있는 사이먼턴 요법을 보다 많은 사람들에게 알리고 활용해 주었으면 하는 생각에서 쓴 책이다. 6일 동안 진행되는 프로그램에서 시행하고 있는 주제를 알기 쉽게, 환자의 실례도 포함하였다.

1장

메신저로서의 암

"암은 내 대답을 기다리고 있다"

그냥 내버려두기

"우리들은 본질적으로 건강한 존재다"

사람은 누구나 평생 아프지 않고 건강하게 살기를 바란다. 우리는 건강을 지키기 위해 많은 노력을 하지만, 건강한 삶을 살기 위해 가장 중요하게 생각해야 할 것은 '인간은 본질적으로 건강(건전)한 존재'라는 사실을 깨닫는 것이다.

우리의 몸에는 자연의 섭리가 머무르고 있다. 즉 우리의 몸을 자연스러운 상태로 내버려두면 우리의 몸 자체는 건강한 상태를 유지하기 위한 작용을 한다. 하지만 사람들 대부분은 우리의 몸을 자연스러운 상태로 두지 않고 무언가 무리를 주어 부자연스러운 상태로 만든다. 우리의 몸을 그냥 내버려두는 것이 건강을 지키는 가장 좋은 방법이지만 사람들은 그 사실을 잘 알지 못한다. 그렇기 때문에 무언가 몸에 무리를 주어 부자연스러운 몸 상태를 만들고, 그런 잘못된 자세로 인해 우리의 몸은 궤도를 벗어나 병을 얻게 되는 결과로 이어진다.

서양의학의 아버지로 불리는 히포크라테스(Hippocrates)는 "자연에서 멀어지면 병에 가까워진다"라고 말했다. 바꾸어 말하면 '병에서 멀어지기 위해서는 자연(자신의 본성)에 가까워져야 한다'라는 의미일 것이다.

우리는 어떤 병에 걸리게 되면 그 병에서 벗어나 건강한 몸을 만들기 위해 많은 노력을 기울인다. 그렇다면 우리가 목표로 삼는 건강한 몸이란 무엇을 말하는 것일까? 건강이라는 것이 도대체 무엇을 의미하는 것인지에 대해 확실히 정리해 두는 것이 중요하다.

당신은 건강이란 것이 무엇을 말하는지에 대해 생각해 본 적이 있는가? 사람들 대부분은 어떤 병에만 걸리지 않으면 자신이 건강하다고 생각한다. 큰 병원에 가서 머리 꼭대기부터 발끝까지 구석구석 검사하고 '이상 없음'으로 진단 받으면 자신이 건강한 몸을 가지고 있다고 믿는다. 암환자의 경우에도 몸 안에서 물리적으로 암세포가 사라지기만 하면 건강을 되찾은 것으로 믿는다. 그런데 이런 자세만으로 우리가 정말 참된 건강을 얻을 수 있다고 생각하는가?

세계보건기구(WHO)는 건강의 의미를 다음과 같이 정의한다.

"건강이란 신체적인 부분뿐만 아니라 정신적·심리적, 사회적인 부분까지 온전히 양호한 상태를 말한다. 단순히 질병이 없다거나 허약하지 않다는 것에 머무르지 않는다."

최근에는 이 신체적, 정신적·심리적, 사회적 부분에 더해 '영성(Spirituality)'을 넣는 것이 협의되어 평의위원회에서 가결되었다고 하는데,

이는 아주 흥미로운 점이다. 암을 앓고 있는 어떤 사람이 정말 제대로 된 건강을 되찾고 싶다면 물리적(신체적)으로 암세포가 몸 안에서 사라지는 것만을 바라서는 안 된다. 거기에 더해 마음이나 영혼, 그리고 다른 다양한 것과의 관계를 개선해 나가지 않는다면 참된 건강을 얻었다고 말할 수 없다.

현대의학은 신체적인 부분에 있어서 병을 낫게 하는 데에 크게 공헌하고 있다. 하지만 건강은 신체적 부분뿐만 아니라 정신, 사회, 마음가짐 등 눈에 보이지 않는 부분이 차지하는 비중이 크다. 그리고 이런 것들은 병원이 아닌 우리 스스로가 노력할 수 있는 분야이기도 하다.

일반적인 의료 현장에서는 이런 건강의 정의를 잊어버리고 있는 의료진이 많다는 것 또한 생각해 봐야 할 문제이다. 그들은 '병을 고치는 프로'일 수는 있으나 '건강을 지키는 프로'로서는 수행해야 할 과제가 아직 많이 남아 있다. 물론 병을 고치는 프로가 있다는 것은 아주 중요한 일이며, 병에 걸린 이상은 이들의 도움은 필수적이다. 하지만 건강을 되돌려야겠다는 생각이라면, 의사나 의료에만 의존해서는 안 된다는 것 또한 아주 중요한 사실이다. 즉 우리 자신이 노력해야만 하는 과제가 많이 있다는 것을 의미한다.

이것은 현대적인 관점의 의학적 통계에서는 불가능하다고 진단하는 병일지라도, 건강이라는 의미에서 접근하면 아직 해야 할 일과 할 수 있는 일이 많다는 아주 좋은 소식이다.

암이 전하는 메시지

"자신의 원래 길로 다시 돌아가라"

누군가가 '암은 배려심을 가지고 있는 메신저'라고 말한다면 사람들 대부분은 '바보 같은'이라고 반응할 것이다. 특히 암을 앓고 있는 환자나 그의 가족들은 조심스럽지 못하다며 분통을 터뜨릴 일이다. 사람들 대부분에게 암은 '아픔이나 고통을 주는 공격자'라는 이미지가 강하게 박혀 있기 때문에 이런 반응은 너무나 당연하다.

하지만 불쑥 찾아오는 암이라는 존재가 우리에게 고통과 아픔만을 주는 것은 아니다. 확실히 지혜를 함께 데리고 오며, 어떤 메시지를 전달하기 위해 우리와 접촉하고 있는 것이다. 이 지혜로운 메신저는 우리에게 중요한 어떤 '밸런스(balance)'가 무너지게 되면 나타난다. 주의를 환기해야겠다는 목적을 가지고 신체 증상으로 표현되는 것이다.

우리가 살고 있는 이 자연계나 우주는 밸런스를 유지하기 위해 정말 다양한 작용을 하고 있다. 우리 인간도 각자 자기 자신의 밸런스를 잡고 원래의 자신으로 돌아가기 위한 작용을 하고 있다. 우리는 원래 태어나면서부터 건강한 존재이기 때문에 자연의 흐름에 순응하고 밸런스를 유지하며 살아간다면 충분히 건강을 유지할 수 있다. 그러나 밸런스가 흔들리면 건강이 무너지고, 우리 몸은 그것을 되돌리기 위해 많은 노력을 기울인다. 긍정적인 방법으로 밸런스를 되돌릴 수 없는 경우까지 이르게 되면, 부정적인 방법을 사용해서라도 원래의 밸런스를 찾기 위해 작동한다. 우리가 병에 걸리는 것은 자기 자신의 밸런스를 되돌리기 위한 부정적인 작용의 하나라고 할 수 있다. 몸의 밸런스를 유지하고자 하는 이런 메시지는 암에만 해당하는 게 아니라 다양한 많은 병에도 같은 작용을 하고 있다.

그러나 아무리 그렇다고 하더라도, 이렇게까지 고통과 아픔을 줄 필요가 있겠는가에 대해 생각할 수도 있다. 아마도 많은 사람들이 그런 생각을 가질 것이다. 하지만 우리가 미처 알지 못했던 것은, 암이 메신저로서 방문하기 전에 우리는 이미 다양한 메시지를 받았다는 사실이다.

암은 절벽 앞에 놓인 가시철조망

우리는 살아가면서 어느 순간 자신의 '진짜 길(본성)'에서 멀어져 버리는 경우가 있다. 하지만 진짜 길에서 멀어지게 되더라도 갓길에 파인 고랑을 보고 원래의 길로 바로 돌아올 수만 있다면 문제가 되지 않는다. 문제가 되는 사람은 갓길의 고랑 따위에는 전혀 신경 쓰지 않고 그 고랑을 쉽게 훌쩍 뛰어넘는 참을성이 강한 사람들이다. 그런 상태로 한참을 가다 보면 울타리를 만나게 되는데 그것 역시 너무나 가볍게 뛰어넘어 버린다. 그런 사람들은 모든 일을 열심히 하고 최선을 다하기 때문에 무리가 되더라도 할 수 있다는 생각을 가지고 있는 것이다.

암환자들은 참을성이 많고 모든 일을 끝까지 열심히 해내고자 하는 경우가 많기 때문에, 몸이 보내오는 신호를 무시해 버리는 경향이 있다. "나는 스트레스가 없다"고 말하는 암환자가 많다는 사실은 아주 놀라운 일이다. 1년 365일 자는 시간도 아껴가며 일 속에 파묻혀 살아도 "스트레스는 전혀 없습니다"라고 말하는 사람도 있을 정도이다. 자신이 무리하고 있다는 신호를 받아도 그 신호조차 눈치를 채지 못하는 사람들이다.

이렇듯 원래의 길에서 벗어나 계속 나아가다 보면 결국은 가시철조망을 만나게 된다. 그리고 이 가시철조망에 부딪히게 되면 아픔과 고통이 따른다. 진짜 길을 잃은 우리에게 암은 가시철조망의 역할을 하고 있다고 할 수 있다. 그렇다면 과연 가시철조망이 의도하는 게 '너를 고통스럽게 하고 아프게 하겠다'라는 것일까?

아니다. 그렇지 않다. 가시철조망이 의도하는 것은 '지금 상태에서 앞으로 더 나아가면 절벽이므로 당신이 들어갈 영역이 아니니 방향을 바꾸어 원래 길로 돌아가라'는 메시지를 전하고 있는 것이다. 암은 아픔을 동반하면서까지 경고를 보내고 있는 것이다. 왜냐하면 아픔과 고통을 동반하는 메시지가 아닐 경우에는 참을성이 강한 사람들은 이를 알아차리지 못하고 무시해 버리기 때문이다. 그렇게 되면 원래 걷고 있어야 할 길에서 점점 멀어져 버리게 된다.

말하자면, 암은 신체 증상을 통해 '자신의 원래 길로 돌아가라'는 경고를 전하는 고마운 메신저이다.

인생의 기준은 행복

"기쁨과 충족을 느꼈던 순간을 기억해보자"

우리가 암을 진단받았을 때 가져야 할 중요한 자세는 암을 공격자가 아닌 메신저로서 받아들여야 한다는 점이다. 그 메신저가 전하는 메시지에 솔직히 귀를 기울이고 자신이 걷던 길을 변경해야만 한다.

그렇다면 암이 찾아왔을 때 우리는 무엇을 이정표로 삼아 자신의 진짜 길, 즉 본성으로 돌아가는 궤도를 수정하게 되는 것일까?

우리는 살아가는 목적에 대해 생각해 볼 필요가 있다. 왜냐하면 살아가는 목적이야말로 우리의 길 안내자로, 원래의 길로 통하는 것이기 때문이다. 우리가 태어나면서부터 죽음을 맞이하기까지 가지는 인생의 목적은 오직 하나이다. '행복을 경험한다'는 것이다.

'행복'이란 인간이 품고 있는 가장 기본적이면서 순수한 욕구이다. 이 욕구는 의식적인 것이든 무의식중에 행하고 있는 것이든 우리의 일상생활 속에서 늘 이루어지고 있다. 우리는 인간관계, 일, 취미, 학문, 신앙, 자연이나 동물과의 관계 등을 통해 행복해지기 위한 다양한 일들을 하고 있다.

그런데 우리는 긴 세월 동안 '자신에게는 엄격하고 타인에게는 상냥하게 대해야 한다'는 교육을 받아 왔다. 그리고 그런 행동이 완전히 몸에 밴 많은 사람들은 자신의 행복에 대해서는 소홀히 하는 경우가 있다. 특히 참을성이 강한 사람들이 자기 자신을 희생하는 경우가 많다. 하지만 이런 행동은 자신의 본성에서 점점 멀어져 버리고 있다는 것을 의미한다.

그러므로 치유의 길을 걷는 데에 있어서 우리는 다시 한번 생각해 봐야 한다. 우리의 인생에 기쁨이나 깊은 충족감, 평온함 등의 행복을 가져다주는 것이 대체 무엇인지에 대해 탐구하고 구체적으로 그런 것들에 몰두할 필요가 있다.

잠자던 본성을 깨우자

사이먼턴 요법을 시행할 때, 자기 자신의 본성으로 돌아가기 위해 찾아오는 참가자들에게 내주는 첫 번째 과제가 있다.

"자신의 인생에 있어서 넘치는 기쁨과 충족을 느꼈던 것을 최소한 다섯 개 정도 나열해 보라"는 요청이다. 그리고 이것은 그 이후의 수행 과정을 진행하는 동안 이루어지는 과제의 근본에 해당하는 공통된 질문이다.

그런데 놀랄 만한 점은 암환자의 대부분이 이 질문에 대해 바로 답을 하지 못한다는 것이다.

내가 처음으로 사이먼턴 요법 모임에 통역자의 자격으로 동행했을 때도 그곳에 참석한 사람들 또한 예외가 아니었다. 그 당시 30여 명의 환자와 그 가족들이 개최지인 캘리포니아를 방문했다. 그곳에 참석한 사람들 대부분은 사회적으로 성공한 사람들이었으며, 겉으로 보기에는 다들 행복해 보였다. 텍사스 부동산 회사의 사장, 캐나다에 큰 의료기관을 가지고 있는 사업가, 영국의 여성 재판관 등이 참석했는데, 그때까지 비즈니스 분야에서 일하며 살아 온 나에게는 인생의 대선배이며 스승으로서 우러러볼 만한 사람들이었다.

그런데 그런 지위와 명예, 충분한 돈과 시간을 가진 사람들이 하나같이 "인생에 기쁨이 하나도 없다"고 말하는 것이었다. 그러면서도 거기에 참석한 모든 사람이 "병도 싫고 죽는 것도 싫다"고 말하는 건 참으로 아이러니한 일이었다.

그렇다면 무엇을 위해 살고 싶은 것인지 그들에게 질문은 던졌을 때 "특별히 꼭 살아야 할 이유가 있는 것은 아니다"라고 대답했다. 책임져야 할 일이라든지 꼭 끝내야 할 일에 대해서는 얼마든지 질문에 답을 할 수 있지만, 자신이 정말로 하고 싶은 일이나 기쁨을 얻을 수 있는 것은 생각해 본 적이 없다는 게 한결같은 대답이었다.

이런 것이 암을 이겨내는 치유의 과정에서 겪어야 하는 함정이며 요점이 되기도 하는 부분이다. 사람들 대부분은 가시철조망에만 주의를 기울여 어떻게든 그곳에서 빠져나오기 위해 애를 쓰며 그 주변을 헤맬 뿐, 암의 메시지에 귀를 기울이고 '본성으로 돌아간다'는 가장 중요한 작업을 잊어버리고 있는 것이다.

물론 가시철조망에 부딪힌 이상 그 가시를 제거하는 일시적인 대처는 효과적이기도 하고 꼭 해야 하는 일이기도 하다. 그러나 그것이 근본적인 해결 방법이 될 수는 없다. 가시철조망 주변을 어슬렁거리며 맴돌기만 한다면 얼마 지나지 않아 또다시 그 가시철조망에 부딪히고 말 것이다. 가장 중요한 것은, 가시철조망의 의도를 알아차리고 그것에서 떨어져 자신이 원래 가야 할 길로 돌아가야 한다는 것이다.

말기 자궁암 할머니가 찾은 기쁨

"오로지 자신만을 위한 기쁨의 순간을 만들어보자"

우리는 어떤 자세로 주어진 삶을 살아가야 하는 것일까? 특히 큰 병에 걸렸을 때는 어떤 의지를 가져야 하는 것일까?

그럴 때는 '우리에게 있어 나쁜 것은 무엇인가'가 아니라 '우리에게 있어 좋은 것은 무엇인가'에 먼저 눈을 돌려야 한다. '병을 어떻게 해야 좋은가'가 아니라 '건강해지려면 어떻게 해야 좋은가'에 주의를 기울이는 것이다.

사이먼턴 요법에서는 작은 모임을 만들어 하나의 주제를 가지고 의견을 나누는 작업을 하는데, 이런 이야기를 듣는 것만으로도 환자의 눈은 갑자기 반짝였다. "자신에게는 그 어떤 기쁜 일도 없었다"고 단언하던 사람들이 옆 사람의 이야기를 귀 기울여 들으며, 지금까지 잊고 있던 자신의 즐거웠던 추억들을 끄집어내곤 했다.

"예전에는 나도 여기저기 여행 다니며 호기심을 충족시킬 수 있었고 그러면서 기쁨을 느꼈다", "기타를 치는 것이 너무 좋았지만 연주자가 될 것도 아니고 생활에 관련된 것도 아니어서 십 년이 지나도록 다시 만져 본 적이 없다", "나는 가족이나 친구 등 마음을 터놓고 이야기를 나눌 수 있는 사람들과 식사를 하거나 함께 시간을 보내는 것을 좋아하는데 일이 바쁘다는 이유로 벌써 몇 년째 하지 못했네"라고 하는 등 사람들은 하나둘씩 잊고 있었던 무언가를 불러내기 시작했다. 그리고 자신이 소홀하게 생각했던 것들이 사실은 가장 중요한 일들이며, 자신이 몰두해야 하는 일이었다는 걸 알게 되는 순간부터 참가자들의 눈빛은 바뀌기 시작했다.

2009년 4월, 나는 지방의 한 병원에서 강의를 하고 있었다. 의자 맨 앞줄에 앉아 열심히 강의를 듣는 할머니 한 분이 눈에 들어왔다.

그녀는 말기 자궁암 환자로 이미 몇 년 전에 림프와 뼈에도 암이 전이되어 말기암 진단을 받은 상태였다. 하지만 나이가 많고 약한 편이라 방사선치료 말고는 할 수 있는 치료가 없었다. 그러나 그마저도 예후가 좋지 않아 치료를 그만둘 수밖에 없었다. 그녀는 의사로부터 "이제부터는 병과 사이좋게 지내십시오"라는 통보를 받아야만 했다. 그녀는 병원에서 퇴원한 뒤 자신의 물건을 모두 정리하고 마음의 준비를 했다. 그런데 주위를 정리하다 보니 뭔지 모르게 마음이 후련해지고 편안해졌다고 한다. 그런 마음가짐을 가지고 있을 때 사이먼턴 요법에 대한 이야기를 듣게 되었고, 강연회에 초청받아 방문하게 된 것이다. 그녀는 '노인네인 내가 이런 외국에서 들어온 요법이라는데 이해할 수 있을까' 하는 불안한 마음을 가지고 참가했다고 한다. 하지만 강연에 귀를 기울일수록 그녀는 자신이 얼마나 막무가내로 생각했는지에 대해 알게 되었다. '어쨌거나 죽지 않기 위해, 몸 안에서 암을 없애기 위해' 자신을 너무 압박하며 힘들게 했다는 사실을 알아차린 것이다. '인간은 암을 앓고 있든 그렇지 않든 언젠가는 죽는다. 부모님도, 남편도, 그리고 딸도 하나 죽었다. 누구나 언젠가는 죽음을 맞이한다면 그것을 피하려고만 하지 말고 그때까지를 소중히 즐기면서 살자'라는 생각을 가지게 된 것이다.

그녀는 결혼하기 전에는 자유분방하게 살아온 사람이었다. 하지만 결혼 이후 시어머니의 병간호와 남편의 여섯 형제까지 뒷바라지하느라 자신의 삶은 완전히 사라져 버렸다. 자식이 태어난 이후에는 자식을 위해, 그리고 손주가 태어난 이후에는 손주를 위한 삶을 살았다. 그리고 그것이 자신이 살아가야 할 사명이며 미덕이라고 생각했다. 그러다 보니 자신을 위한 일은 항상 뒤로 미뤄야만 했다. 돈도 시간도 다른 사람을 위해 써야 한다고 생각했으며, 자신을 위해 사용하는 것은 죄악이라고 느꼈다고 한다.

하지만 그녀는 강연회에 참가한 이후 사이먼턴 요법 서적을 구입하고 몇 번을 반복해 읽으면서 스스로 요법을 실행했다. 그녀의 책에는 빽빽이 줄이 쳐 있었고 메모를 적은 종이가 잔뜩 붙어 있었다.

그녀는 결혼 후 처음으로 순수하게 자신을 위해 시간과 돈을 쓰기 시작했다. 자신이 먼저 친구에게 차를 마시러 가자고 하기도 하고, 친구와 어울려 노래방에 가서 노래를 부르기도 하였다. 음식 또한 금욕적인 식단에서 채소뿐만 아니라 고기와 생선, 그리고 가끔은 달콤

한 간식도 즐겨 자신의 마음과 몸이 기뻐하도록 밸런스를 맞추었다. 그녀는 자신의 삶이 기쁨이 가득한 삶으로 바뀌었다고 생각했다.

그로부터 1년 후 그녀는 검사를 받기 위해 병원을 방문했는데 의사가 그녀의 검사 이후 "이상하네"라고 하면서 고개를 갸웃거렸다고 한다. 몸 안에서 암이 없어졌기 때문이다. 의사는 이해가 되지 않는다는 표정을 지으며 6개월 후에 다시 검사를 받으러 오라고 했다.

그녀는 의사에게 자신이 무엇에 몰두하고 있는지에 대해 전혀 말하지 않았다. 자신의 행동을 의사는 전혀 이해할 수 없을 것이고, 의사로부터 자신의 행동을 비판받고 싶지도 않았기 때문이다. 그녀의 이런 행동은 현명한 자세이다. 자신이 옳다고 믿는 것을 주위에서도 옳다고 믿게 하기 위해서는 많은 시간이 필요하고 생각한 대로 흘러가지 않을 수도 있다. 자신이 이해하고 있는 것을 항상 다른 사람 또한 이해하고 있을 필요는 전혀 없다. 경험을 통해 '이것이 내게 있어 올바르다'고 깊이 이해하고 믿는 것이라면, 상황을 잘 알지 못하는 다른 사람이 아닌 자신을 가장 잘 알고 있는 자기 자신이 자신을 응원해 주는 것이 중요하다.

그녀는 형제가 아홉 명인데 그녀를 제외한 그 누구도 암에 걸리지 않았다. 그래서 그녀는 자신의 병이 유전이 아닌 자기 자신이 만들어낸 것임을 알고 있었다. 그렇다면 얼마든지 자신의 몸을 건강한 상태로 만들 수 있다는 생각을 했다. 현재 84세인 그녀는 언젠가는 죽음을 맞이하더라도 괜찮다는 생각으로 하루하루를 살아 있는 것에 감사하며 지내고 있다고 한다. 이렇듯 80대의 말기 암환자라고 하더라도 인생을 재출발할 수 있다는 사실은 우리에게 많은 용기를 북돋워 준다.

신경과학자들의 연구에서도 잘 알려져 있듯이 사람은 기쁜 일이 생기면 체내에서 다양한 물질들이 만들어져 면역력을 높이고 모르핀보다도 강한 진통작용을 하여 자신을 치유할 수 있게 한다. 사이먼턴 요법 현장에서도 이런 현상을 많이 볼 수 있었으며, 그것은 동서양을 막론하고 바뀌지 않는 진리이다.

사이먼턴 요법의 첫 환자 말기 인후암 마크레인

"기뻐하는 바로 그 순간을 상상하며 느껴라"

1971년, 사이먼턴 박사는 처음으로 심리적 개입을 시행하여 치료를 진행하였다. 그의 첫 환자는 진행성 인후암을 앓고 있는 마크레인(가명)이었다. 당시 사이먼턴 박사의 상사는 은퇴를 앞두고 있는 방사선과 부장이었는데, 그는 마크레인의 증상에 대해 이렇게 말했다.

"내가 지금까지 봐 온 환자 전부를 통틀어 당신과 같은 증상을 가진 사람이 병을 이겨낸 경우는 한 번도 본 적이 없으니 치료를 그만두는 것이 좋겠다. 곧 병세가 나빠지고 죽음을 맞이하게 될 것이다."

그는 방사선 치료를 하면 할수록 죽음의 시기가 앞당겨질 것이라고 판단한 것이다. 하지만 사이먼턴 박사는 이 상황을 바꾸어 생각했다. 의학적으로 그 어떤 방법으로도 치료가 불가능하다면, 다른 방법의 무엇을 하더라도 정당화될 수 있다고 받아들인 것이다.

사이먼턴 박사는 환자와의 대화를 통해 방사선치료와 함께 심리요법을 시행하기로 하였다. 그는 인후에 생긴 궤양의 상태가 아주 나빠 덩어리가 있는 음식은 아예 먹지도 못할 뿐만 아니라 자신의 침을 삼키는 것조차 어려워했다. 하지만 곧 죽을 거라던 마크레인인은 치료를 시작한 이후 하루가 다르게 건강해졌다. 2주 정도가 지난 후에는 건더기가 있는 음식을 먹을 수 있게 되었고, 4주 후에는 물리검사를 통해 암이 없어졌다는 결과가 나왔다.

마크레인인은 낚시를 아주 좋아하는 사람이었다. 한때는 시간이 날 때마다 온종일 시냇물에 낚싯대를 드리우기도 했다. 하지만 암 진단을 받기 몇 년 전부터는 해야 할 일이 너무 많아져 매일 쫓기듯 인생을 살 수밖에 없었고 좋아하는 낚시도 할 수 없었다.

사이먼턴 박사의 치료를 받고 있을 때의 그는 입원 중이었기 때문에 외출이 불가능했다. 그렇기 때문에 실제로 낚시를 하러 갈 수는 없었다. 그래서 그는 침대 위에 누워 자신이 낚시하고 있는 것을 상상했다. 그는 "상상 속에서의 낚시는 실제로 낚시를 하는 것보다 커다란 물고기를 낚을 수 있기 때문에 기쁨도 더욱 컸다"고 말했다. 이런 그의 기쁨의 에너지는 자신에게 치유의 힘이 되어 온몸에 넘쳐흘렀고, 그 자신의 기쁨의 힘은 암을 점점 작게 만들고 그것을 없애버린다는 상상으로까지 반복적으로 그려졌다.

또한 방사선이 정상적인 세포와 암세포를 확실히 구별해서 암세포에만 효과적으로 작용하고 있다는 생각을 했다. '암세포 자체는 약하고 혼란스러운 세포이기 때문에 면역세포와 치료의 효과로 간단히 없어지는 세포이다'라고 상상하는 것이다. 이런 상상요법을 방사선치료와 병행해서 매일 시행하였고, 그 결과 시작하고 나서 한 달 후에는 그의 몸에서 암이 사라져버린 것이다. 뿐만 아니라 고선량의 방사선치료를 시행했음에도 불구하고 그에게서는 그 어떤 부작용도 생겨나지 않았다.

사이먼턴 박사는 "이런 경험은 그때까지의 내 인생에서 가장 흥미진진한 것이었으며, 이것이 나의 천직이 될 거라는 걸 확신했다"고 말한다. 그러나 그와 동시에 표준적인 의사로서 자신이 지금까지 쌓아온 커리어를 그만두어야만 한다는 것도 확신하게 되었다.

상사였던 방사선과 부장은 환자에게서 암이 사라진 것에 대해 전혀 기뻐하지 않았고, 그런 결과를 보고 싶지 않다는 자세로 일관했다. 뿐만 아니라 어떤 치료를 통해 환자의 몸에서 암이 사라졌는지에 대해 발표하지 말라는 지침이 내려졌다.

이것이 당시의 의료 현장에서 일하던 과학자들의 전형적인 모습이다. 사이먼턴 박사는 그들이 환자가 요구하는 결과가 아닌 과학자로서 과학자에게 인정받기 위해 내는 결과에 집착한다는 것을 이미 깨닫고 있었다. 사이먼턴 박사는 이후 수십 년 동안 이런저런 힘든 일을 수없이 겪으면서도 자신의 신념은 변하지 않았다.

내 안에 살고 있는 의사

"부정의 상상은 멈추고 긍정의 생각에 집중하자"

우리 인간에게는 과학적인 것으로는 측정할 수 없는 어떤 힘이 잠재해 있다. 과학의 아버지 아인슈타인(Albert Einstein)은 "나는 우주의 법칙에 대해 여러분보다 조금 잘 알고 있다. 하지만 인간에 대해서는 전혀 모른다. 그리고 그것이야말로 진짜 탐구할 의미가 있는 것이다"라고 말했다. 또한 현대 서양의학의 아버지 슈바이처(Albert Schweitzer)는 "우리 한 사람 한 사람 안에는 모두 현명한 의사가 살고 있어 무엇을 하면 좋은지에 대해 모든 것을 알고 있다"라고 말했다.

우리는 원래 '자기치유력'이라는, 치료나 약에 의존하지 않더라도 자기 자신을 낫게 하는 힘을 가지고 있다. 이런 자기치유력을 높이기 위해 우리는 내면에서 어떤 노력을 해야 하는데, 그것은 자기 자신에게 보다 많은 기쁨과 행복감을 주는 것이다.

오랜 역사를 가진 동양의학의 기공의 가르침을 보더라도 생명에너지나 기를 높이기 위한 가장 효과적인 방법은 기쁨이나 깊은 충족감과 행복감이 있는 상태를 만드는 것임을 말한다. 우리는 고대 현자의 지혜를 빌어 현대 과학의 은혜를 누리고 활용하면서 스스로의 본성에 다가가고 건강한 몸을 만들기 위해 노력할 필요가 있다.

우리가 자기 자신의 본성으로 돌아가 건강하고 풍요로운 인생을 만들기 위해서는 기쁨과 행복감을 주는 것이 무엇인지를 생각해 보는 것이 가장 중요하다. 그리고 그것을 실현하기 위해 수행에 힘쓰는 것 또한 아주 중요한 일이다. 늘 하던 대로 그냥 내버려 두면 우리는 부정적인 것에만 눈을 돌리기 십상이다.

나쁜 소문은 좋은 소문의 여섯 배의 속도로 퍼진다는 말이 있다. 부정적인 정보는 보다 빨리 사람들의 주의를 이끌어 낸다. 아는 사람을 만나 이야기를 나눌 때도 행복했던 일이나 기뻤던 일에 대해 이야기를 나누기보다는 불평불만, 괴로웠던 일 등에 대해 더 많은 이야기를 나눈다. 매스컴 또한 인간의 심리를 부추기기 위해 부정적인 정보를 내보내는 경우가 많다. 누군가가 행복해졌다는 정보보다 누군가가 불행해졌다는 정보가 흥미를 끌기 때문이다. 이런 것들이 경제적인 효과를 가져올 수는 있겠지만 결코 우리의 삶을 풍요롭게 해 주지는 못한다.

부정에서 긍정으로

하루하루를 아무 생각 없이 무의식적으로 지내다가 어느 날 갑자기 정신이 들면 자신이 처한 문제나 괴로움에만 온 정신이 집중된다. 부정적인 생각에 휩싸여 괴로움을 당하기 십상이다. 그러나 생활의 질을 향상하고 생명에너지나 기를 높여 건강한 삶으로 개선하기 위해서는 생각을 바꿔야 한다.

우리는 살아가는 동안 어떤 것이 나쁜가에 대한 것보다는 어떤 것이 좋은가에 대해 의식적으로 생각하고 그것에 몰두할 필요가 있다. 그러기 위해서는 늘 '의식'이 깨어 있어야 한다.

긍정적인 생각에 집중하는 연습은 환자는 물론이고 보호자도 함께 수행해야 한다. 곁에서 환자를 돌보기 위해서는 보호자 또한 많은 에너지가 필요하기 때문이다. 에너지를 사용했다면 다시 에너지를 채워야만 지치지 않고 환자를 돌볼 수 있다.

주변의 다른 사람들은 "병에 걸렸는데 그런 일이나 하고 있을 때냐?"라는 듯 차가운 시선으로 바라볼 수도 있다. 하지만 가장 중요한 것은 이런 행동이 자신에게 꼭 필요한 것임을 깨달았다면 다른 사람들의 시선을 의식하지 말고 몰두해야만 한다는 것이다.

이해하지 못하는 주위 사람들은 나 자신이 아니며 나 자신의 인생을 책임져 주지도 않는다. 그들은 인생에 기쁨을 가져오는 일의 중요함을 이해하지 못하고 있다는 것을 기억해야 한다. 또한 나 자신에게 중요하다고 생각되는 것이 다른 누군가에게는 전혀 중요한 것이 아닐 수 있고, 다른 누군가에 중요한 것이 나 자신에게는 아무 의미가 없는 것일 수도 있다는 것을 생각해야 한다.

다른 사람에게 있어 무엇이 중요한지는 아무 의미가 없다. 나 자신에게 중요한 것이 무엇인지를 잘 판단하고 그것에 몰두해야 한다. 그리고 그러기 위해서는 자기 자신에게 정직해질 필요가 있다. 다른 사람에게 정직해지는 것이 아니라 자기 자신에게 정직해야 한다.

자신이 어떤 경우에 기쁨이나 행복을 느끼는지 잘 알 수가 없다면 어떤 경우에 기분이 좋아지는지에 집중해 보자. 일상에서 느끼는 아주 사소한 것이라도 괜찮다. 하루를 마치고 따뜻한 물에 몸을 담갔을 때일 수도 있고, 감미로운 음악을 들었을 때일 수도 있으며, 사랑하는 사람의 웃는 모습을 보았을 때일 수도 있다.

행복한 동행을 위한 첫걸음 — 기쁨 리스트 작성

자기 자신에게 기쁨과 행복을 주는 것이 무엇인지에 대해 생각해 보고 기쁨 리스트를 만들어 보자.

노트를 준비해 자신의 인생에 기쁨을 주는 것, 깊은 충족감을 주는 것, 의미를 주는 것, 가슴 설레게 하는 것 등을 최소한 다섯 개 이상 적어본다. 그 내용은 많을수록 좋다. 그 모든 내용이 자신의 건강 척도이기 때문이다.

가족이나 자신에게 중요한 사람과 시간을 보내는 것, 친구와 수다 떠는 것, 동물과 보내는 시간, 자연을 경험하는 시간, 중요하게 신념을 가지고 하는 일, 운동, 음악 감상, 악기 연주, 정원 가꾸기, 종교생활, 연극관람, 독서, 쇼핑, 집안 꾸미기, 여행 등을 예로 들 수 있다.

이렇게 만든 기쁨 리스트를 하나씩 천천히 되짚으면서 상상해 보자. 기쁨 리스트는 상상하는 것만으로도 좋은 효과가 있다. 일상생활 중에 기쁘고 즐거운 일이 많이 생기도록 신경 쓴다. 실제로 그런 활동을 할 수 없는 경우이더라도 그것을 상상하는 것은 아주 중요하다.

만일 자신의 건강 상태가 좋지 않아 실제로 그런 일을 수행할 수 없더라도 전혀 걱정할 필요가 없다. 앞에서 말했던 마크레인의 경우처럼 우리에게는 아주 훌륭한 상상력이 준비되어 있다. 실제로 수행해 내지 못한다고 하더라도 그 일을 수행하고 있다는 상상만으로도 같은 효과를 얻을 수 있다.

기쁨 리스트에 '여행'이라는 단어 대신 '여행 계획'이라고 쓰는 사람도 적지 않다. 여행을 떠나는 상상만으로도 자신의 가슴이 두근거릴 수 있기 때문이다. 여행을 떠나 멋진 풍광을 보고 맛난 음식을 먹고 많은 사람들과 만나는 상상만으로도 에너지는 높아진다. 사랑하는 사람이나 동물의 사진을 바라보는 것도 마찬가지이다.

이런 요령으로 자신에게 일어났으면 하는 일을 상상하는 것만으로도 그 에너지가 자기 자신을 치유의 길로 이끌어 준다.

난이도	나의 기쁨	구체적인 내용	언제	확인
가능하다	통영 여행	9월 2박3일의 일정으로 가족과 통영 여행 아들이 운전하는 12인승 승합차를 이용하면 쉬면서 갈 수 있을 것 같다. 설렌다.	9월	
상상으로	이집트 여행	20년 전 다녀온 이집트. 피라미드의 웅장함을 다시 경험해 보고 싶다. 일단 5년 후로 잡아놓고 준비해보자. 상상력이 필요하다.	5년 후	
매우 쉽다	카페 방문	집 앞 작은 커피숍에서 아메리카노 한 잔 먹자. 따듯한 물과 천천히 마시면서 음미해 보자.	오늘	
		-이상은 적용 예입니다-		

명상은 우리의 상상력을 자극해 일상생활을 풍요롭게 해주며 신체의 평정을 높이는 데에 도움이 된다. 명상이란 마음과 몸을 진정시키고 자기 자신으로 돌아가 이완된 상태를 만들어 내는 것을 형식적으로 시행하는 것이다. 대부분의 명상은 눈을 감고 심호흡을 하는 것이 기본이 된다. 하지만 눈을 뜬 채로 해도 괜찮고, 눈을 반쯤 감은 상태에서도 몸을 이완할 수 있다면 그대로 해도 괜찮다.명상에는 다양한 방법이 있는데, 우리가 하는 명상법은 명상을 통해 좋은 이미지를 만들어 내는 것이다. 좋은 이미지를 만들어 내고 그 좋은 이미지가 치유에너지가 되어 건강 회복 과정에 도움이 되도록 하는 것이다.

우리는 늘 바쁘게 생활하다 보니 마음을 진정시키고 자기 자신을 되돌아보는 일에 대해서는 소홀하다. 늘 바쁘다 보니 점점 스트레스가 쌓이고, 그렇게 축적된 스트레스가 병을 만드는 원인이 된다.

'스트레스(Stress)'에서 벗어나기 위한 해결법은 바로 '스트레인(Strain)', 즉 몸을 이완하는 것이다. 이완은 게으름 피우는 것이 결코 아니다.

우리는 늘 생산적인 일이나 효율적인 일에만 사로잡혀 있다. 그래서 눈에 보이는 것만이 좋은 것이라고 생각하는 경향이 있다. 그리고 눈에 보이는 것을 만들어 내지 못한다고 생각하는 이완의 시간을 가치가 없는 것이라고 여긴다. 하지만 이완은 우리의 에너지와 기를 높여 준다. 눈에 보이지 않는 곳에서 확실하게 생산성을 높여 주고 있는 것이다. 그리고 결과적으로 우리의 몸과 마음에 밸런스와 조화를 가져와 일상생활의 효율성이나 생산성을 높이는 데에 크게 도움이 된다.늘 하던 대로 생활 속에서 이완하는 것에 익숙한 사람은 아무 문제가 없다. 하지만 바쁜 현대인들은 본인이 의식하지 않는다면 좀처럼 그런 시간을 가질 수가 없다.

명상은 형식적으로, 또한 정기적으로 몸과 마음을 이완하기에 아주 좋은 수단이다. 그러므로 일상생활 속으로 받아들인다면 심신의 밸런스를 유지하는 데 크게 도움이 될 것이다.

내면의 기쁨을 위한 명상 ❶ – 암을 다스리는 고요한 시간

다음은 우리가 시행하는 명상의 내용을 문장화한 것이다. 일단 이 내용을 읽어 보고, 스스로 상상할 수 있는 사람은 그대로 시행하면 된다. 명상을 처음 해보거나 명상에 익숙지 않은 사람, 또는 도와주는 목소리가 있는 게 명상을 하기에 쉽다고 생각되는 사람도 있을 것이다. 그런 사람은 여기에 쓰여 있는 내용을 녹음해서 그것을 들으면서 해보는 것도 좋은 방법이다.

잡념이 들어온다면 의식적으로 호흡하는 것에만 집중해도 된다. 의식적으로 호흡을 몇 번 시행하는 것만으로도 이완 효과를 얻게 되고 우리의 신체에 좋은 영향을 가져온다.

명상할 때는 의식을 집중할 수 있는 조용한 환경을 선택해야 한다. 복장은 몸을 조이지 않는 부드러운 것이 좋다. 안경을 쓰는 사람이라면 안경을 벗고 하는 것이 좋다. 시계나 반지도 잠시 빼두도록 한다.

자세는 앉아서 해도 되고 누워서 해도 상관없다. 다만 앉아서 하는 경우에는 무릎 위에 물건을 두지 않는다.

이 명상은 암에 대한 부정적인 생각을 바로잡고 자신이 놓여 있는 상황에 대한 올바른 깨달음을 주어 치유의 길로 인도하는 것이다. 암에 대한 공포심을 덜게 되고 자기치유력의 위대함을 인식하게 된다. 그러므로 암이 가지고 있는 메시지를 깨닫고 잃어버린 에너지를 되돌려 이완의 나날을 보낼 수 있게 될 것이다.

마음이 편한 자세를 취하고 가볍게 눈을 감아 주세요.
평상시보다 천천히, 길게 심호흡을 합니다.
코로 들이쉬고 입으로 내쉽니다.
들이쉴 때 머릿속으로 '들이쉬어-'라고 말해 보세요.
또한 내쉴 때 머릿속으로 '내쉬어-'라고 말해 보세요.
완전히 내쉬었을 때 자기 자신에게 살짝 미소 짓습니다.

평상시보다 천천히, 길게 심호흡을 합니다.
심호흡을 할 때마다 신체는 점점 이완됩니다.
들이쉴 때 우주는 새로운 좋은 에너지를 당신 안에 듬뿍 불어넣습니다.
그리고 내쉴 때 우주는 당신 안의 낡은 것, 내뱉고 싶은 것 전부를 빨아들입니다.
지금 이 순간, 우주와 함께 호흡하고 있습니다.
지금 이 순간, 호흡과 함께 당신은 새로운 당신으로 다시 태어나고 있습니다.
평상시보다 천천히, 길게 심호흡하면서 지금 당신이 있는 장소가 자신을 가장 안전하게 지켜주는, 아주 기분 좋은 곳이라는 것을 상상해 주세요.
그곳은 당신이 과거에 방문했던 적이 있는 장소일 수도 있고, 상상 속에만 존재하는 장소일 수도 있습니다. 어느 쪽이든 그곳은 안전하게 당신을 지켜주는 아주 기분 좋은 곳입니다.
잠시 그 장소에 머물러 주세요.

1, 2분 정도 간격을 둡니다.

이제 당신을 지켜주는 안전한 장소에 있다는 기분 좋은 생각을 하면서 자기 자신에게 기쁨을 가져다주는 것, 깊은 충족감을 가져다주는 것, 그리고 행복감을 가져다주는 것에 몰두하고 있음을 상상해 주세요.
당신이 기쁜 생각을 하는 동안 신체 안의 세포 하나하나까지 그 기쁨의 에너지가 넘치고, 그 에너지는 치유의 황금빛이 되어 온몸 구석구석을 돌아다닙니다.
황금빛 에너지는 당신의 신체와 마음속의 치유되어야 할 곳 전부를 단단히 둘러싸고 치유합니다.
당신에게 기쁨이 일어났을 때 그것은 치유의 황금빛 에너지가 되어 온몸을 구석구석 돌아다니고 당신의 몸과 마음의 응어리를 훑듯이 풀어줍니다.

암세포를 간단히 찾아내 둘러싸고 변질시켜 없애 줍니다.
이것은 당신이 태어났을 때부터, 혹은 태어나기 전부터 당신 자신에게 준비되어 있는 자연의 힘입니다.

당신의 신체가 언제나 하고 있는 자연스러운 일을 하기 시작했을 때 암은 면역세포에 둘러싸이고 없어져 갑니다.

당신의 신체가 복잡하고 어려운 일을 했을 때가 아니라, 늘 하던 자연스러운 일을 했을 때 이 일이 일어납니다.

당신에게 기쁨이 찾아오고 당신이 당신답게 되었을 때 신체는 언제나 하던 일을 하기 시작합니다.

그러면 암세포는 간단하게 사라집니다.

암세포는 지금까지 한 번도 정상세포를 공격한 적이 없습니다.

암은 잘못된 정보를 가지고 잘못된 활동을 해서 혼란한 몸을 가지게 되었을 때 계속 자라나는

무르고 약하고 일그러진 세포입니다.

암세포는 결코 우리를 공격하지 않습니다.

백혈구는 항상 암세포를 둘러싸고 이를 변질시키고 없애 갑니다.

암세포는 결코 공격을 하지 않습니다.

백혈구가 늘 하던 대로 역할을 다해 당신의 약한 암세포에 작용하여 그 암세포를 점점 없애 가는 것을 상상해 주세요.

스토브 위에 놓인 눈덩이가 한순간에 녹아내리듯 당신의 기쁨의 치유 에너지가 암세포를 둘러싸고 한순간에 녹여내는 것을 상상해 주세요.

이것이 우리의 본질이며, 자연의 법칙입니다.

암은 우리의 몸이 늘 하던 일을 하는 것만으로도 없어져 버립니다.

자신의 신체가 항상 좋은 일을 하고 있음을 상상해 주세요.

간단히 암을 없앨 수 있는 좋은 방법입니다.

그리고 한 번 더 암이 전하는 메시지에 귀를 기울여 주세요.
암은 우리에게 도대체 무엇을 전하고자 하는 것일까요?
암은 우리에게 소중한 무언가가 밸런스를 잃었으니 그것을 되돌려야 한다는 것을 전하고 있습니다.
자신에게 기쁨을 가져다주는 것, 깊은 충족감을 가져다주는 것, 그리고 행복감을 가져다주는 것에 몰두하세요.
당신에게 고통이나 아픔을 가져다주는 것을 멀리하세요.
좀 더 자신에게 상냥해지세요.
좀 더 자신에게 정직해지세요.
좀 더 자신에게 솔직해지세요.
있는 그대로의 당신을 믿으세요.

이 모든 것이 암이 당신에게 전하고 있는 메시지입니다.

지금 당신의 건강이 점점 좋아지고 있음을 상상해 주세요.
당신이 건강하다고 여기는 활동을 상상해 주세요.
당신이 그것에 몰두하고 있는 것을 상상해 주세요.

이제 천천히 의식을 되돌려 주세요.
주변에 있는 사람들을 의식해 주세요.
소리를 의식해 주세요.
빛을 의식해 주세요.

준비가 되었다면 천천히 눈을 떠 주세요.

나의 기도

2장

암에 대한 편견 극복

"생각을 바꾸면 건강이 보인다"

부정적 감정 바로잡기

"기쁨과 충족감을 방해하는 것을 물리치자"

우리의 몸과 마음은 아주 밀접하게 연관되어 있다. 우리의 몸 안에서 일어나는 감정과 그 감정으로 인해 병이 생기는 것, 그리고 치유라는 면에서 보아도 아주 깊은 연결고리가 있음을 알 수 있다.

자기 자신에게 기쁨과 충족감을 가져다주는 것에 몰두하면서 매일 편안한 마음을 가지고 살 수 있다면 좋겠지만 현실은 그렇지 않다. 우리의 편안함을 방해하는 것은 늘 출몰한다. 그것은 초조, 공포나 불안감 또는 죄책감이나 자책의 마음이라는 부정적 감정이다.

암이 생기는 원인으로 선천적인 유전이나 흡연, 지나친 일광욕, 한쪽으로 치우친 식습관 등 의학적으로 밝혀진 내용들이 많이 있다. 그 가운데 우리의 마음에서 일어나는 감정에 의한 '스트레스'는 암을 만들어 내는 데 커다란 역할을 한다. 그렇기 때문에 암 진단을 받고 나서 우리가 자기 자신에게 가장 효과적으로 대처할 수 있는 것이 이

'감정적 스트레스'에 대한 것이다. 자기 자신의 감정과 관련해 생각해 보는 것이 필요하다.

우리는 암이 발병되기 전이나 발병된 이후에도 다양한 고통 속에서 생활하고 있다. 그것은 자기 자신의 사소한 말이나 행동이 원인이 되어 일어난 일일 수도 있고, 인간관계의 어려움이나 경제적 곤란함 등의 고통이 원인이 될 수도 있다. 경우에 따라서는 자신에게만 끝도 없이 고통이 이어지고 있다고 생각할 수도 있다.

우리는 도대체 무엇에 의해 고통받고 있는 것일까? 자칫 우리는 어떤 어려운 일이 벌어졌을 때 그 일로 인해 고통받고 있다고 생각할 수 있다. 하지만 실제로는 벌어진 일이 문제가 아니라 그 일을 어떻게 받아들이느냐에 따라 고통받고 있다고 느끼는 것이다. 즉 일어난 일 자체에 당황하는 것이 아니라, 그 일어난 일을 어떻게 생각하고 느꼈는지에 따라 당황하거나 슬퍼하는 감정이 끓어오르는 것이다.

인지의 잘못된 패턴 교정하기

불볕더위에 하이킹을 갔다고 생각해 보자. 생각했던 것보다 훨씬 더운 날씨 탓에 물을 마시는 횟수가 평소보다 많아 가져온 물병의 물을 반 정도 마셔 버렸다. 조금 더 걷다 보니 표지판이 나오는데 그제야 가고자 하는 목적지에 절반 정도 왔다는 것을 알게 되었다.

그런 상황과 맞닥뜨렸을 때 어떤 사람은 물병의 물이 반밖에 남아 있지 않다고 생각할 것이고, 또 다른 어떤 사람은 물병의 물이 반이나 남아 있다고 생각할 것이다. 물병의 물이 반밖에 남아 있지 않다고 생각하는 사람은 아직 가야 할 길이 많이 남았는데 물이 별로 남지 않았다는 생각에 불안이라는 부정적 감정의 스트레스를 받게 된다. 하지만 물이 반이나 남았다고 생각하는 사람은 이미 물을 마셔 목마름도 가라앉았으니 그 정도의 거리는 별문제가 되지 않는다고 생각해 감정적 스트레스를 받지 않는다. 이렇듯이 일어난 일 자체보다 앞으로 일어날 일에 대한 자신의 해석이나 판단이 자기 자신을 고통스럽게 하는 것이다. 우리는 이렇듯 익숙해진 사고패턴을 가지고 있다.

인지(어떤 것을 받아들이는 방법)의 잘못된 패턴을 몇 가지 예를 들어 알아보려고 한다. 이것은 인지요법의 창시자인 미국의 정신과 의사 아론 벡(Aron Temkin Beck)의 분류에 따른 것이며, 대표적인 몇 가지를 예로 든 것이다.

▶ 선택적인 추출 – 특정 정보에만 눈을 돌려 전체의 상황 파악을 잃어버린다. 예를 들면, 일상생활에서 좋은 일도 많이 일어나고 있는데 나쁜 일에만 눈이 향해 있는 경우이다.

▶ 독단적 추론(마음을 지나치게 읽음) – 모순되는 증거가 있음에도 그것을 무시하고 어느 특정 결론으로 한 번에 도달해 버린다. 예를 들면, 주변 사람의 말수가 적은 것은 내가 상대의 기분을 상하게 했기 때문이라고 생각해 버리고, 누군가가 귓속말을 하고 있으면 자신의 험담을 하

고 있는 것이라고 생각해 버리는 등의 경우를 말한다.

▶ 극단적인 일반화 – 어떤 일이나 정보를 근거로 불합리할 정도로 일반화해서 상황을 생각한다. 예를 들면, 과거에 한번 그랬으니까 미래에도 반드시 그렇게 될 것이라고 생각해 버리는 등의 경우이다.

▶ 과대평가와 과소평가 – 하나의 일을 과장해서 생각하거나 실제보다 극단적으로 낮게 평가해 버린다. 나는 항상 실패만 한다거나, 전혀 할 수 없다는 생각, 또는 너무 과장된 생각 등을 일컫는다.

▶ 자신을 관련짓기 – 약간의 정보로 그 일이 자신의 일과 관계가 있다고 생각해 버리는 것을 말한다. 예를 들면, 남편이 병에 걸린 것, 아이의 성적이 나쁜 것 등 자신의 주위에서 일어나고 있는 나쁜 일은 모두 자신의 책임이라고 생각해 버리는 경우를 말한다.

▶ 전부 혹은 하나도 없다는 생각 – 무엇이든 흑백으로만 나누며 회색 부분은 배제하고 판단하는, 완벽주의인 사람에게 많은 생각이다. 한번 실패하면 모두가 끝이라고 생각하고, 완벽하게 해내지 못한다면 가치가 없다고 느끼는 것 등을 말한다.

유방암 수술 후 통증을 줄인 40대 여성

유방암을 앓고 있던 40대 여성환자는 수술 후의 림프부종에 의한 통증이 너무 심한 상태였다. 사이먼턴 요법 연수에 참가하려고 하였으나 몸이 너무 힘들어 취소하려던 상황이었다. 그녀는 어머니의 도움을 받아 겨우 모임에 참가하게 되었는데, 참가 첫날 자신의 생각을 바꾸는 활동을 마친 후에는 통증이 거의 사라져 버리는 경험을 하게 되었다.

그녀에게는 문제아인 십 대 아들이 있었다. 그녀는 아들에 대해 이대로 타락해서 볼품없는 인생을 사는 것은 아닌가, 나는 엄마로서 자격이 없는 것은 아닐까, 다시는 행복한 삶을 살 수 있을까 등의 생각을 강하게 가지고 있었다. 하지만 사이먼턴 요법을 진행하면서 이런 생각을 바꾸게 되었다. 아들이 이대로 타락해서 힘든 인생을 살게 될 거라고 단정할 수 없다고 생각하였다. 당장 일시적인 문제는 있겠지만 모든 일에는 의미가 있는 것이니 이런 상황을 뛰어넘어 자기 자신의 삶을 행복하게 만들어 내는 힘을 확실히 가지고 있다는 생각을 한 것이었다. 그녀는 그렇게 생각하는 것만으로도 순간적으로 팔의 통증이 반으로 줄었고, 다음날 아침에는 대부분의 통증이 사라졌다.

그 후 그녀는 생기가 넘치는 생활을 하게 되었으며, 1년 후에는 암이나 자식의 일에 대해서는 그다지 신경 쓰지 않고 자신의 인생에 대해 말하게 되었다. 늘 자식 걱정뿐이던 그녀는 자식과 떨어져 자신만의 공간을 만들기 위해 집을 빌리고 낮 시간에는 그곳에서 시간을 보냈다. 또한 그곳에 친구들을 초대해 앞으로의 꿈을 이야기하게 되었다. 식사 준비 또한 자신이 직접 해야만 한다는 강박관념이 스트레스의 원인 중 하나라는 생각을 하게 되었다. 직접 요리하는 대신에 반찬가게에서 반찬을 구입해 그것을 즐겁게 먹는 여유를 가지게 되었다. 좀 더 편하게 건강해져도 괜찮다고 생각을 바꾼 것이다.

그로부터 3년이 더 지난 이후에도 그녀는 증상이 안정되어 일상생활하는 데 아무 지장 없이 잘살고 있다. 자기 자신의 투병 경험을 살려 림프배액 마사지 자격 취득이나 그 외의 공부에도 적극적으로 참여했다. 지금은 사이먼턴 요법 연수에 환자로서가 아니라 연수생으로서의 자격을 가지고 참여하기에 이르렀다.

물론 모든 것이 생각대로 되는 것은 아니다. 여러 가지 문제에 부딪히면서도 그때마다 자기 자신을 되돌아보고 받아들이는 방법에 대해 긍정적인 생각을 가지면서 자신의 상태를 건전하게 조율하고 있다. 오랜만에 만난 그녀는 몰라볼 정도로 변화된 모습이었고, 아주 건강하게 빛나고 있었다.

암 치료에 관해서도 자신이 받고 있는 항암제에 대한 부정적인 생각을 긍정적인 이미지로 바꾸어 치료에 임한 결과 부작용이 없어졌다고 보고해 주는 사람들이 많이 있다.

어느 환자의 경우, 과거에 두 번 받은 항암제 치료에서는 구토와 탈모의 부작용이 심해 항암제가 자신을 점점 좀 먹어가는 나쁜 것이라는 이미지를 가지고 치료를 받고 있었다. 하지만 항암제가 자신의 자기치유력을 지닌 친구로서 암세포에만 효과적으로 작용한다고 항암제에 대한 생각을 바꾸었다. 그리고 항암제에 대한 생각을 좋은 이미지로 바꾼 후에는 부작용을 훌륭하게 조율할 수 있게 되었다.

부정적 감정과 대화하기

"부정적 감정은 생각의 방식을 달리해야 바뀐다"

자기 자신의 감정을 조율해야 한다는 생각에 '침울해져 있으면 안 된다'라거나 '부정적 감정을 가져서는 안 된다'라는 식으로 자신의 부정적 감정을 감추고 무리하게 자신의 감정을 밝은 것처럼 가장하는 사람들이 있다. 하지만 이런 행동은 오히려 역효과를 가져올 뿐이다. 침울해져서는 안 된다고 마음먹는다고 해서 침울해지지 않을 만큼 인간은 단순하지 않다.

살다 보면 정말 별의별 일들이 다 벌어진다. 때로는 바람직하지 않은 일도 생기기 마련이다. 그럴 때 침울해진다거나 괴로워하는 부정적 감정을 가지게 되는 것은 너무나 당연한 일이며 오히려 이런 것이 건강한 마음 상태라고 말할 수 있다. '부정적인 것을 생각하면 안 된다'고 생각하는 순간 이미 실제로는 계속 부정적인 것을 생각하고 있는 것이다. 이것은 '코끼리를 생각해서는 안 된다'라고 생각할 때마다 머릿속으로는 계속 코끼리를 떠올리게 되는 것과 같다.

우선 '부정적 감정을 가져도 된다'라는 생각을 순순히 받아들이는 것이 중요하다. 그렇게 하는 것이 좀 더 효과적으로 부정적인 생각에서 벗어날 수 있는 길이기 때문이다. 문제는 부정적 감정을 가지고 있는 것이 아니라 그런 감정이 오랜 시간에 걸쳐 지속하는 것이다.

부정적 감정을 가지게 되더라도 일시적이어서 자고 나면 잊어버린다든가, 며칠 지나면 잊어버린다면 아무런 문제가 되지 않는다. 하지만 부정적 감정이 오랜 시간에 걸쳐 계속 이어지게 되면 몸에 해를 끼치게 된다. 그럴 때는 확실하게 부정적 감정의 뚜껑을 열어서 문제를 마주보고 생각을 바꿀 필요가 있다.

인간은 정말 자신이 하기 싫은 상황에 맞닥뜨리게 되면 본능적으로 그것을 피하고자 하는 습성을 가지고 있다. 마치 불이 난 집에서 뛰쳐나오는 것과 같다. 그런데 문제가 있는 곳을 피하는 것은 임시방편이 될 수는 있으나 근본적인 해결책은 될 수 없다.

부정적 감정을 가지지 않으려고 하는 것은 냄새나는 물건의 뚜껑을 덮어버리는 것과 같다. 당장은 해결되었다고 생각되겠지만 여전히 냄새의 근원은 그곳에 있는 것이고, 결국 그 냄새는 악취를 풍기며 새어 나올 것이다. 중요한 것은 우선 냄새나는 물건의 뚜껑을 열어서 내용물을 꺼내고 그것을 건전한 것으로 바꿔 넣는 것이다.

우선은 부정적 감정을 받아들이는 자세를 가져야 한다. 물론 대처법을 모르고 헛되이 마주하는 것은 에너지를 낭비하는 일이 될 수도 있다. 냄새나는 것을 좋은 것으로 바꾸기 위한 대처법을 확실히 배우고, 용기와 자신을 가지고 부정적 감정을 마주하는 것이 중요하다.

고통스러운 감정에 직면해 있을 때야말로 자기 자신의 사고방식을 바꿀 수 있는 절호의 기회이다. 괴로운 감정에 빠져 있을 때는 그 감정을 만들어 내고 있는 불건전한 사고방식이 두드러지게 나타난다. 이럴 때 '생각해서는 안 돼'라는 것 대신 '대체 어떤 생각에 사로잡혀 있는 것일까' 하고 자기 자신을 되돌아보면 간단하게 생각하는 방식이 잘못되었음을 발견해 낼 수 있다. 생각의 오류를 효과적으로 발견했다면 그것을 바꾸어 가는 것은 쉬운 일이다. 뚜껑을 덮어버리는 것만으로는 바꾸는 것 또한 불가능하다.

예를 들어, 마음이 불안감으로 가득 차서 잠을 잘 수 없다든가, 걱정되는 게 있어 일이 손에 잡히지 않는다든가, 친구와 대화를 나누어도 대화 내용이 귀에 들어오지 않는 등의 상태라면 부정적 감정이 자신의 생활에 지장을 주고 있는 것이 명확하다. 무엇을 생각하고 있기에 그런 감정이 끓어오르는 것인지 생각해 봐야 한다. 수술이나 치료 전에 제대로 잠이 들지 못한다면 수술이 잘못되지는 않을까, 치료가 나를 점점 망치는 것은 아닐까 하는 생각은 불건전 사고가 정상적인 생각을 방해하고 있기 때문에 발생한다.

불건전 사고 바로잡기

"암은 곧 죽음이라는 잘못된 생각에서 고통은 시작된다"

감정적인 스트레스를 완화함으로써 육체적인 고통이 없어지거나 부작용을 조율할 수 있는 경우는 드물지 않게 볼 수 있다. 여기에서 안정된 '긍정적 감정'을 만들어 내고 신체에 좋은 영향을 주는 생각을 '건전 사고'라고 정의한다. 그리고 이와 달리 절망감, 죄책감, 비난, 자책감, 패배감 등의 '부정적 감정'을 만들어 내고 신체에 해를 끼치는 생각을 '불건전 사고'라고 정의한다.

이런 '불건전 사고'를 '건전 사고'로 변화시킴으로써 감정을 조율할 수 있다. 물론 이것은 많은 에너지가 필요하고 몹시 어려운 일일 수도 있다. 하지만 이런 사고가 자기치유력을 좌우하는 힘을 가지고 있다는 것을 안다면 그 어려움을 뛰어넘으려고 노력할 것이다. 자신의 생각을 건전 사고를 할 수 있도록 변화시키고 그런 생각을 자신 안에 머물도록 하는 것은 꼭 필요한 일이다.

건전한 상상은 우리에게 활력과 행복감과 마음의 안정뿐 아니라 육체적인 면에서도 큰 효과를 준다. 건전 사고를 만드는 일이 어렵고 힘들더라도, 자신에게는 마음의 안정이나 행복감 그리고 활력을 얻을 권리가 있다는 것을 알아두기 바란다.

대부분의 암환자는 '암을 진단받았다'라는 이미 '일어난 일'로부터 절망이나 불안 등의 '부정적 감정'을 가지게 된다. 이런 감정은 '암은 곧 죽음'이라는 '불건전 사고'에서 시작된다고 할 수 있다. 그러나 다행히도 우리에게는 이런 생각을 바꿀 수 있는 능력이 있다. 우리가 암에 대해 생각하는 불건전 사고는 그 어디에서도 근거를 찾을 수 없다. 암으로 죽는 사람도 있지만 죽지 않는 사람도 있다. 암은 곧 죽음이라는 게 사실이라면, 이 세상에는 암을 이겨내고 잘 살아가고 있는 사람은 존재할 수 없을 것이다. 암이 오히려 마음에 긍정적 변화를 일으켜 건강을 되찾는 사람이 많은 것처럼, 나 자신도 건강한 삶을 살 수 있다는 긍정적인 생각을 가지는 게 중요하다. 이런 긍정적 사고가 바로 건전 사고이다.

아주 드문 경우지만 암환자 중에는 암 진단을 받았을 때 그것이 자신에게 행운이라고 생각하는 사람도 있다. 정말 하기 싫었던 일을 그만둘 수 있다는 기회로 받아들이는 경우이다. 암 진단을 받기 전까지는 자신이 하는 일의 책임이 너무 무거워 그만두고 싶지만 그건 자신에게 절대 허락되지 않는 일이었을 것이다. 일을 그만둔다는 것은 사회적인 생명마저 사라진다고 생각하고 있었는데, 암 진단을 받는 순간 아주 쉽게 일을 그만둘 수 있게 된 것이다. 그뿐 아니라 자신의 삶이 얼마 남지 않았다는 생각에 지금까지 하고 싶었지만 할 수 없었던 것들을 아무 망설임 없이 시작할 수 있게 된 것이다. 이런 사고방식을 가지고 있는 사람은 암 진단을 받은 이후에도 생기 있게 살아갈 수 있는 힘이 있다. 그리고 그 결과 건강을 회복할 가능성이 높아진다.

적극 사고(Positive Thinking)가 전하는 위험

불건전 사고를 바꾸려고 하는 경우 주의해야 할 점이 있다. 건전 사고를 넘어서 불건전 사고와는 정반대인 '적극 사고(Positive Thinking)'로 발전하지 않도록 주의를 기울여야 한다. 적극 사고라는 것이 불건전 사고보다 나을 수는 있으나 현실과는 동떨어진 사고방식이어서 결과적으로 역효과가 일어나는 경우가 허다하다.

무언가를 진행할 때 무리해서 하게 되면, 절대 오래 할 수 없다는 사실을 알 것이다. 예를 들어, 앞으로 두 달 정도밖에 살 수 없다는 암선고를 받은 쇠약해질 대로 쇠약해진 암환자가 무작정 두 달 이내에 반드시 자신의 몸에서 암이 사라질 거라고 믿는 것은 무리다. 물론 두 달 이내에 자신의 몸에서 암이 사라질 수도 있지만 그렇지 않은 경우가 더 많다. 일단 중립적인 생각을 가지는 게 중요하다.

현실을 인정하고 자연을 따르는 긍정적 사고방식인 '건전 사고'를 가진다는 것은 암을 없애는 것이 무조건 가능하다고 단정하는 것이 아니라 가능성을 가지고 행하는 것이다.

적극 사고는 체력이 있고 아무것도 하지 않아도 어느 정도 기분이 좋을 경우에는 제대로 기능하는 경우도 있을 수 있다. 하지만 체력이 많이 떨어져 있고 기분이 나쁠 때는 오히려 절망감이나 패배감만을 키우게 된다. 해석이나 사고방식도 자연의 법칙과 마찬가지로 균형이 중요하다. 밤이 지나면 아침이 찾아오고, 썰물이 지나면 밀물이 다시 찾아드는 것과 같다. 항상 밝게만 지내겠다고 생각하는 자세 때문에 오히려 무리가 생겨 결국은 파탄을 초래하기도 한다.

막무가내로 적극 사고만을 고집하는 사람들을 보면 자신은 의식하지 않지만 무의식중에는 여전히 커다란 공포를 안고 있기 때문에 현실을 부인하는 경우가 많이 있다. '병이 악화하는 것과는 마주 하고 싶지 않고 절대 참을 수도 없다(나에게는 그런 것을 버텨낼 힘이 없다)'라거나 '죽음과 같은 최악의 상태가 자신에게 일어날 수 있다는 것은 생각조차 해서는 안 된다'라는 것 등이 대표적인 행동이라고 할 수 있다. 우선 이런 불건전 사고를 본인이 의식하고 그것을 건전화하는 것이 가장 중요하게 해야 할 일이다.

병이 주는 휴가

불안이나 공포를 가져다주는 불건전한 해석이나 사고방식을 건전한 사고방식으로 바꿀 수 있는 힘은 누구나 가지고 있으며 이런 힘이 병을 낫게 하는 데에 큰 도움이 된다.

많은 환자들이 병으로 인해 '휴식을 취할 수 있게 되었다'라고 생각하지만, 그렇게 하지 못하는 사람도 있다. '휴식은 게으른 것'이라는 관념이 머릿속에 자리 잡고 있어 휴식을 취하는 것을 죄책감으로 받아들이기 때문이다. 하지만 그럼 마음가짐으로는 병에서 해방되기가 쉽지 않고 밸런스를 되돌릴 수도 없다. 예를 들자면 자동차를 운전하는 동안 쉬지 않고 계속 운전하게 되면 엔진이 과열된다. 그것을 무시하고 자동차의 액셀러레이터를 계속 밟는 사람은 없을 것이다. 과열되었을 때나 혹은 과열될 것 같은 상황이면 자동차를 세우고 확실하게 엔진을 식혀 줄 필요가 있다. 그렇게 하지 않으면 자동차의 심장부인 엔진 자체가 파손되어 자동차로서의 기능을 잃게 된다.

이런 상황을 자신의 인생으로 바꾸어 생각해 볼 필요가 있다. 경제적 효과나 물질적인 생산성을 위해서는 일을 해야 한다. 하지만 열심히 일을 한 만큼 휴식을 취하는 것도 인간의 중요한 일이다.

사람들은 '일하지 않으면 먹지도 말아야 한다'라는 생각에만 몰두하여 '휴식을 취하지 않으면 죽는다'라는 사실은 잊어버리고 산다. 그러나 건강한 삶을 살기 위해서는 인간은 꼭 휴식을 가져야만 한다.

특히 병에 걸려 몸이 아픈 사람이라면 '휴식은 게으름을 부리는 것'이라는 생각을 버리고 '휴식은 인간의 중요한 일'이라는 생각을 하는 것이 중요하다.

놀이나 기쁨에 대해서도 마찬가지이다. '자신이 하고 싶은 대로 하는 것은 제멋대로인 행동'이라는 생각을 버리고 '자신이 하고 싶은 것을 해서 기쁨을 느끼는 것 또한 인생의 목적과 통하는 것'이라고 생각해야 한다.

자신이 병이 들어 가족에게 폐를 끼치고 있다고 생각한다면, 그 생각도 바꾸어야 한다. 폐를 끼치고 있다고 생각지 말고 가족으로서 서로를 돕는 것을 배우는 기회라고 고쳐 생각하는 것이 중요하다.

불건전 사고를 건전 사고로 바꾸는 일은 쉽지 않지만, 그럼에도 불구하고 자신의 인생을 바꿀 수 있는 마지막 기회, 또는 암이 우리에게 준 인생 역전의 선물이라는 마음으로 노력해 보자.

도움 받기, 도움닫기

"나 자신에게 상냥하고 관대하라"

대부분 암환자는 '도움을 받는 것'에 익숙지 않다. 자신이 다른 사람을 도와주는 것은 너무나 당연한 일이고, 자신이 다른 사람으로부터 도움을 받는 것은 도움을 주는 사람에게 폐를 끼치는 일이라고 생각하는 것이다. 사람들 대부분은 다른 누군가와 세상에 도움이 되고 싶어 하는 자연적인 욕구를 가지고 있다. 그런데 자신은 다른 사람에게 도움을 주고 이 욕구를 채우면서, 막상 자신은 다른 사람이 도와주는 것을 원하지 않아 다른 이가 이 욕구를 채우고자 하는 것을 막고 있는 형국이다. 이것은 다른 사람에게서 '타인을 돕는다'라는 중요한 기회를 박탈하는 것이므로 어떻게 보면 관계의 조화를 어지럽힌다고도 할 수 있다.

누군가 강물에 빠져 허우적대고 있는 상황을 상상해 보자. 건강한 당신이 물에 빠진 사람을 구하기 위해 도움의 손길을 내밀었는데, 물에 빠진 사람이 당신의 손길을 거부하는 것이다. 숨이 끊어질 듯 힘든 상황에서도 폐를 끼치고 싶지 않으니 자신을 내버려 두라며 도움을 거절한다면 당신의 마음은 어떨 것인가? 누군가를 도와 감사의 인사를 받을 기회가 없어진다는 것은 아주 슬픈 일일뿐더러, 이와 같은 상황이면 죄책감을 느낄 수도 있다.

세상 모든 사람은 서로 도와주고 도움을 받으며 어려움을 이겨내고, 인생을 개척해 가는 힘이 되어 준다는 것을 기억하자. 인간에게는 상부상조의 정신이 준비되어 있다.

직장에서의 역할도 마찬가지이다. 직장에서 어떤 한 사람이 병으로 쓰러지면 남아 있는 사람들이 그의 업무를 대신 처리해 준다. 누군가 아프다고 해서 조직이 제 기능을 하지 못한다면 그 조직은 운영 자체에 문제가 있는 것이다.

사람들 대부분은 자기 자신에게 관대하지 않다. 자신을 아끼는 것을 어리광이라고 생각할 수도 있지만 전혀 그렇지 않다. 자기 자신에게 상냥하게 대하는 변화를 겪기 위해서는 용기가 필요하다.

어떤 피트니스 클럽에는 "몸 상태가 좋지 않거나 기분이 좋지 않다면 용기를 내어 운동을 중지합시다"라는 문구가 붙어 있었다. 사업성을 고려한다면 "건강을 위해 일주일에 두세 번은 운동합시다"라는 문구가 붙어 있어야 할 것 같은데 '용기를 내어' 굳이 무리하게 운동하지 말라는 내용이었다. 이 문구는 무언가로부터 손을 떼고 자신을 지킬 때는 용기가 필요하다는 것을 다시 한번 일깨운다. 피트니스 클럽은 상업 중심가에 자리 잡고 있어서 회사원들이 많이 다녔다. 이용하는 많은 사람들이 몸 상태나 기분이 좋지 않은 채로 애써 운동을 하다가, 그 결과 몸에 무리가 와 쓰러지는 일이 적지 않아 그런 문구를 붙였을 것이다.

자기 자신을 보살피는 용기

지나치지 않게 자신을 돌보는 데에는 용기가 필요하다. 특히 병에 걸렸을 때는 더욱 그러하다. 자신의 신체의 소리에 귀를 기울이고 자신을 살피며 확실하게 주위로부터 도움을 받을 수 있도록 용기를 내야 한다. 자신 있게 자신의 일에서 물러나는 것도 용기이며, 이런 행동이 때로는 인생을 잘 헤쳐나가기 위한 용이한 전략이다.

하지만 몸이 아픈 상황에서도 또 힘을 내 무언가를 해보려고 하는 사람들이 있는데, 그 이유를 차분히 돌아보아야 한다.

어떤 일에 애쓰지 않거나 생산성을 가지지 못하는 자신은 가치가 없는 사람이라는 생각 때문일 수도 있다. 혹은 다른 사람이 자신을 인정해 주지 않고 자신이 아무 쓸모없는 사람이 되어 버리는 것 같은 기분 때문일 수도 있다.

그러나 우리가 기억해야 할 것은 이 세상에 존재하는 그 무엇도 존재 가치가 없는 것은 없다는 사실이다. 이런 사실은 결코 정신론에만 치우쳐 생각하는 것이 아니라 물리적으로도 정론이다. 이 세상은 가치가 없는 것은 존재할 수 없는 시스템으로 이루어져 있으며 이것이 우주의 법칙이다. 그렇기 때문에 우리가 이 세상에 태어나 존재하고 있는 것만으로도 이미 충분히 가치가 있는 것이다. 무언가를 이루어 냈든 그렇지 않든 상관없이 자신이 그 일에서 어떤 의미를 찾아내는가에 따라 가치는 달라질 수 있다.

병이 있는지 없는지에 따라 그 사람의 절대적인 가치가 결정되는 것은 아니다. 이 세상에는 건강한 사람도 있고 병에 걸린 사람도 있으며, 이 세상의 그 누구라도 건강할 때가 있으면 병에 걸릴 때도 있다. 낮이 있으면 밤도 있는 것처럼, 맑은 날이 있으면 비가 오는 날도 있다. 밝은 낮만 좋고, 맑은 날만 좋다고 할 수는 없는 것이다. 이것은 너무나 자연스러운 것이다. 또한 조화를 이루는 데 꼭 필요한 부분이기도 하다.

중요한 것은 자기 자신이 밸런스를 잘 맞추고 있다는 것을 깨닫고 그것을 받아들이는 일이다. 힘을 낼 수 없을 때는 힘을 내지 않으면 된다. 굳이 힘을 낼 필요가 없다는 신호이다.

'힘을 낼 필요는 없으며 물질적인 생산성을 높일 수 있든 아니든 이미 나는 가치 있는 존재이다'라든가 '다른 사람이 나를 인정하든 말든 나는 충분히 가치 있는 존재이다'라고 사고방식을 바꾸자.

다른 사람에게 인정받고 싶어 하고 사랑받고 싶어 하고 신뢰받고 싶어 하는 욕구가 생기는 것은, 자신이 스스로를 인정하지 못하고 사랑하지 못하고 신뢰하지 못하기 때문이다. 자신이 스스로를 인정하는 것이 불가능하기 때문에 다른 사람에게서 자신이 인정받음으로써 마음의 욕구를 메우려 하는 것이다. 하지만 세상에서 자신을 가장 잘 알고 있는 것은 자기 자신이다. 주변 사람들부터 계속 '좋은 사람'이라는 말을 듣기 위해 무리해 가면서까지 그들을 맞출 필요는 없다. 상대방에게 자신을 잘 맞추든 아니든 상관없이 당신은 본질적으로 '좋은 사람'이다. 다른 사람의 기분이나 감정을 상하게 한다고 해서 그 사람이 나쁜 사람인 것일까? 그렇지 않다.

당신의 감정이 당신의 관념이나 사고에 의해 만들어지는 것처럼 상대방의 기분이나 감정도 그 사람의 자유로운 관념과 사고의 선택으로 만들어지는 것이다. 그러므로 그 책임은 자신에게 있는 것이 아니라 상대방에게 있는 것이다.

주변 사람들이 자신을 평가하는 것에 대해 신경이 쓰이고 그들에게 대응하는 것 때문에 스트레스를 받고 있다면, 우선 자기 자신이 스스로를 인정하고 사랑하고 신뢰할 수 있도록 노력하는 것이 가장 중요하다.

행복한 동행을 위한 두 번째 걸음 – 빌리프 워크(Belief Work)

불건전 사고를 건전 사고로 바꾸어 가는 작업을 '빌리프 워크(Belief Work)'라고 한다. 순서를 따라 차분히 진행하면 효과적으로 건전 사고를 배양할 수 있다. 환자는 물론이고 보호자도 같이하면 좋다.

빌리프(Belief)란 '신뢰', '믿고 있는 것'을 의미한다. 빌리프 워크를 직역하면 '신념에 대한 노력'이라는 뜻이 되는데, 여기에서는 우리의 감정을 낳는 '사고와 편견'을 말한다.

빌리프 워크를 시작하기 전에 한 가지 주의해야 할 점이 있다. 이 작업은 자신의 부정적 감정이 자기 자신의 생활에 방해가 된다고 느꼈을 때만 시행한다는 것이다. 기분이 좋은데 일부러 문제점을 찾아가면서까지 시행할 필요는 없다. 다시 한번 말하지만 우리에게 있어서 가장 중요한 것은 나쁜 것을 찾아내는 것이 아니라 자신에게 있어 좋은 것을 탐구하고 그것에 몰두하는 것이다.

빌리프 워크 실행

가장 먼저 해야 할 일은 자신 안에 정신적, 육체적 아픔이 있다는 것을 확인하는 것이다. 그리고 그 안에 내재한 부정적 감정을 발견한다.

다음은 백지를 준비해 가운데에 세로로 줄을 긋는다. 줄을 그은 왼쪽 칸에는 부정적 감정을 만들어 내고 있는 원인이라고 생각되는 것(편견)을 다섯 가지 이상 적는다. 이것이 가장 어려운 작업일 수도 있다. 왜냐하면 우리는 무의식적으로 부정적 감정을 생각하지 않으려고 하기 때문이다. 사람들 대부분은 감정에 대한 효과적인 대처법을 알지 못한다. 그렇기 때문에 그런 감정을 가지지 않으려고 애쓸 뿐이다. 하지만 우리가 새롭게 받아들여야 하는 것은 그런 부정적 감정에 정면으로 맞서 대처해 나가는 방법을 알아야 한다는 것이다.

사이먼턴 요법을 시행하는 사람들이 어떤 사고(편견)를 가지고 있기에 육체적, 정신적 아픔을 느끼는가에 대해 리스트를 만들어 보고 있는데, 이런 사고는 세계 어디에서나 거의 공통된 결과로 나타난다.

환자 대부분에게 공통적으로 나타나는 불건전 사고의 첫 번째는 '자신은 건강해지지 못한다'는 것과 '무엇을 해도 소용이 없고 자신은 괴로워하다가 죽게 될 것'이라는 생각이다. 이런 편견을 모두 적어 보자.

그 작업이 끝났다면 자신이 작성한 사고가 건전한지 불건전한지에 대해서 아래의 '몰츠비(Maxie Maultsby)'의 다섯 가지 질문표'에 비추어 평가한다.

자신의 사고가 건전하다고 정의하기 위해서는 이 다섯 가지 질문 가운데 세 개 이상을 '그렇다'라고 답할 수 있어야 한다.

몰츠비(Maxie Maultsby)의 다섯 가지 질문표

('암에 걸린 나는 다시는 건강해질 수 없다'를 예로 들었다)

• 이 사고는 사실에 근거하고 있는가?

– 아니다. 건강해질 가능성은 있다.

대부분의 사람은 '암은 치명적인 병이다'라고 생각할 수도 있다. 그러나 누가 어떻게 생각하든 상관없이 암으로 인해 반드시 죽는다고는 할 수 없는 게 사실이다.

• 이 사고는 자신의 건강이나 생명을 지키는 데 도움이 되는가?

— 아니다. 도움이 되지 않는다.

• 이 사고는 자신의 단기적·장기적 목표를 달성하는 데 도움이 되는가?

— 아니다. 도움이 되지 않는다.

• 이 사고는 자신의 문제나 괴로움을 해소·해결하는 데 도움이 되는가?

— 아니다. 도움이 되지 않는다.

• 이 사고는 바람직한 기분을 느끼게 해주는가?

— 아니다. 기분이 좋아지지는 않는다.

왼쪽에 적어 놓은 사고가 불건전하다는 것을 알았다면, 오른쪽 면에는 불건전한 사고에 대비되는 건전 사고를 적는다.

'나는 건강해질 수 없다'는 불건전 사고에 상대되는 건전 사고는 '나는 건강해질 수 있다'가 된다. 이것은 가능성이 있다는 뜻의 '될 수 있다'이다. 단언으로서의 '된다'가 아니다.

여기에서 중요한 것은 될 수 있는 한 '적극 사고'가 되지 않도록 해야 한다는 것이다. 적극 사고는 현실과는 상당히 동떨어진 사고방식이어서 오히려 압박이나 패배에 대한 공포를 불러일으키는 경우가 있으므로 현실 가능한 사고방식을 가질 필요가 있다. '할 수 있다' '될 수 있다'가 그 예이다.

'나는 건강해질 수 없다'라는 것 이외의 일반적인 불건전 사고의 예를 들어 보자. '나는 고통 받아야 하는 사람이다'. '이것은 천벌이다'. '나는 쓸모없는(가치가 없는) 인간이다'. '나는 패배자이다'. '나는 부모(아내, 자식, 사회인)로서 실격이다'. '더 이상은 이 상황을 견딜 수 없다'. '나는 행복해질 수 없다'. '신은 나를 버렸다'. '나에게는 시간이 없다'. '나는 태어나지 말았어야 했다'. '나는 사랑받지 못하는 존재이다' 등이다.

부정적 감정이 들거나 몸이 좋지 않을 때, 고통 등이 느껴질 때 어떤 불건전한 사고가 드는지 적어 보자. 대부분의 불건전 사고는 보통 사람에게서 공통적으로 발견된다. 이 사고는 생각의 깊이 등에서 차이가 있을 수는 있으나 인간이라면 누구나 가지고 있는 문제라고 할 수 있다. 오른쪽 면의 고쳐 적은 내용을 보고 마음이 후련해지거나 편안해졌다면 적절한 마음 상태이다.

보통 부정적 감정이 일상생활을 방해하고 있을 때의 크기를 수치로 표현하자면 그 크기는 0~10 가운데 7이상의 상태이다. 그리고 '후련해졌다'라는 상태는 그 크기가 반 이하로 줄어든 상태를 말한다.

예를 들어, '나는 실패만 반복하는 인생의 패배자이다'라는 고통을 안고 사는 사람의 상태 수치가 8인 경우, 빌리프 워크를 했는데도 그 크기가 5~6에서 머무르고 있다면 그것은 바람직한 결과라고 말할 수 없다. 물론 수치가 줄어드는 것 자체만으로도 나쁜 것은 아니지만 그것이 우리의 목표는 아니다. 우리가 바라고 있는 것은 '조금 후련해졌다'라는 정도의 상태가 아니다. '정말 후련하다~', '아주 후련한데!'의 상태를 목표로 두고 있다. 여기에서 중요한 것은 자신이 생각하고 있는 불건전한 사고가 무엇이며, 그것에 상대되는 불건전함을 해소할 만한 건전 사고가 무엇인가에 대해 아는 것이다. 오른쪽 면을 읽어 보고 그 고통의 크기 숫자가 2~3으로 반 이하가 되었다면 잘 되어 가고 있다고 생각해도 될 것이다.

고쳐 적기가 끝났다고 해서 모든 것이 끝난 것이 아니다. 사실 빌리프 워크는 고쳐 적는 것을 하고 나서부터가 시작이라고 할 수 있다.

고쳐 적기가 끝나고 나면 그것을 깨끗하게 정리해 항상 가지고 다녀야 한다. 외출할 때뿐만 아니라 그 어디에서라도 늘 지니고 있어야 한다. 몇 장 복사를 해서 가방에 넣어 다니거나 수첩에 끼워 두는 것도 좋은 방법이다.

부정적 감정이 끓어오를 때는 왼쪽의 불건전 사고와 오른쪽의 건전 사고를 모두 읽는다. 왼쪽의 불건전 사고를 읽는 것은 자기 자신이 얼마나 비논리적인 사고에 의해 바람직하지 않은 감정을 만들어 내고 있는가를 파악하고 사고를 전환하는 일의 중요성을 재확인하기 위한 것이다. 우리의 감정은 항상 일어난 일이 아니라 우리의 생각에서 시작된다. 이 작업의 중요함을 인식하면 할수록 효과는 높아진다. 그리고 부정적 감정이 있든지 없든지에 상관없이 하루에 세 번은 건전 사고를 읽는다. 이 작업을 진행하면서 가장 곤란한 것은 마음 깊은 곳에서 '나는 건강해질 수 없어'라고 생각하는 때이다. '나는 건강해질 수 있다'라는 말을 읽는 순간에도 '그런 일은 있을 수 없어. 속임수다!'라는 반응이 자신 안에 일어나는 경우이다. 이것은 누구에게나 일어나는 일이며 자신의 인지와 감정과의 사이에 불일치가 일어나면서 생기는 일이다. 이런 현상은 자신 안에 새로운 사고방식을 도입할 때 누구에게서나 일어난다는 것을 이해해야 한다.

자신이 믿지 않는 어떤 것을 훈련하고 그것을 획득해 나간다는 것은 매우 힘든 작업이다. 왼쪽 면에 작성한 불건전 사고인 '건강하게 될 수 없다'는 것을 지금까지 계속 믿어왔기 때문에 '건강해질 수 있다'라는 말을 당장 믿기란 정말 어려운 일이다. 우리는 그런 것을 습득하는 과정에 있는 것이다. 우리에게는 '건강해질 수 있다'는 사고를 선택할 권리가 있다. 우리는 그것을 반복해서 연습함으로써 건전한 사고를 획득할 수 있게 된다. 당장은 그 과정에 있다는 것을 생각해야 한다.

또한 보다 효과를 높이기 위한 연습을 할 때는 막연하게 외우기만 하는 것이 아니라 그 작업에 의미를 가지고 확실하게 정착시키기 위해 노력해야 한다. 이 작업은 많은 에너지가 필요하므로 우선 우리에게 기쁨을 주는 일이나 의미 있는 일, 에너지를 높여 주는 일을 하고 나서 수행하도록 해야 한다. 개인적인 차이는 있지만 대체로 3주에서 길게는 6주 정도에 걸쳐 이 작업을 계속해서 하다 보면 새로운 건전 사고가 자신의 것으로 정착되게 된다. 그때는 빌리프 워크 메모를 꺼내 들지 않아도 잘할 수 있게 된다.이 작업은 종이를 꺼내 들지 않고도 잘될 때까지 계속하는 게 중요하다. 한두 달이 지났는데도 변화가 생기지 않는다면 그것은 불건전 사고가 명확하게 적혀 있지 않거나, 건전 사고가 불건전 사고인 경우다. 그런 경우에는 확실하게 작업을 시행할 수 있는 치료자의 도움을 받는 것이 좋다.

새로운 사고방식을 정착시킬 때는 자신에게 관대하게 대하는 것이 중요하다. 초조해하지 말고 느긋하게 수행해야 한다. 악보를 보고 내용을 읽을 수 있다고 해서 바로 악기를 연주할 수 있는 것은 아니다. 마찬가지로 사고방식도 새로운 것을 자신의 것으로 만들기 위해서는 시간과 훈련이 필요하다. 한 번에 뛰려고 하지 말고 착실하게 반걸음씩, 오랜 시간을 두고 노력해야 한다.

이렇듯 지금까지 믿고 있지 않았던 것을 믿는다는 것은 아주 많은 에너지가 필요한 작업이기는 하지만 그 효과 또한 아주 높다고 할 수 있다. 감정적으로나 육체적으로 고통을 느끼고 있다면 지금까지의 설명에 따라 수행하면 좋은 효과를 얻을 수 있을 것이다.

- 빌리프 워크(Belief Work) 요약 -

① 감정이나 육체적 통증의 확인

② 용지 준비

③ 사고(편견)를 나열한다

④ 사고(편견)의 평가 - 몰츠비의 5가지의 질문표

⑤ 건전 사고의 해석으로 전환한다

⑥ 고쳐 적은 문장을 읽고 평가한다

⑦ 빌리프 워크 메모를 휴대한다

⑧ 건전 사고로의 변환을 학습한다

⑨ 건전 사고의 정착을 촉진한다

빌리프 워크 사례 1 〈불안〉

주치의로부터 남은 시간이 2년이라는 선고를 받은 환자의 예

1. 어떤 방법을 쓰더라도 틀림없이 2년 이내에 외동을 남겨두고 죽을 것이다.	1. 2년 이내에 죽는다고는 할 수 없다. 스스로의 힘으로 큰 변화를 일으켜 건강을 되찾을 수 있다.
2. 병이 깊어져 나 자신의 몸을 돌보는 것도 불가능하게 되어 나도 괴로워지고 주위 사람에게도 피해를 주게 될 것이다.	2. 병이 깊어진다고는 할 수 없다. 가벼워져서 건강하게 될 가능성도 있다. 최선을 다하면 변화를 일으키는 것도 가능하다. 주위의 사람들에게 피해를 준다고 단정할 수도 없고 주위 사람들로부터 도움을 받아도 좋다. 그것은 주위 사람들에게 누군가를 도와줄 수 있는 기회를 주는 것이기도 하다.
3. 불건전 사고나 감정이 병을 악화시키고 있지만 나에게는 그 생각을 바꿀 힘이 없다.	3. 불건전 사고나 감정이 병을 악화시키고 있지만 나는 그 생각을 바꿀 수 있다.
4. 잠깐은 건강하게 지낼 수도 있지만 계속 건강하게 지낼 수는 없을 것이다.	4. 암을 쫓아내어 건강해지고 계속 건강하게 지낼 수 있다.
5. 서둘러 이런 변화를 일으킬 필요가 있지만 나는 방법도 모르고 남은 시간도 부족하다.	5. 변화를 일으키기 위한 시간은 충분하다. 지금은 무엇을 하면 좋은지에 대한 것도 잘 알고 있다.
6. 변화를 일으키는 것이 불가능한 것은 아니지만 나에게는 무리이다.	6. 변화를 일으키는 것은 언제나 가능하며 나 또한 가능하다.

빌리프 워크 사례 2 〈공포〉

유방암 환자의 예

1. 수술을 받지 않으면 살 수 없고 수술로 유방을 적출해 버리면 나는 여성으로서의 가치를 잃어버린다.	1. 반드시 수술을 받아야만 하는 것은 아니다. 나 스스로 변화하고 치료도 활용하면 온전하게 유방을 보전하는 것도 가능하다. 또한 만약 수술을 하더라도 여성으로서의 가치는 유방의 유무로 결정되는 것이 아니라는 점을 알아야 한다. 나는 여성으로서 그리고 한 인간으로서 가치 있는 존재이다.
2. 여성으로서의 가치가 없는 아내를 둔 남편이 불쌍하다. 폐를 끼쳐서 미안하다.	2. 남편은 나의 신체 일부가 아니라 나라는 존재 자체를 사랑하고 있으며 유방의 유무는 문제가 되지 않는다. 또한 병으로 폐를 끼치고 있다고 단정할 수 없으며 필요할 때 서로가 도와주고 도움을 받는 것은 괜찮다. 남편도 또한 나의 병을 통해서 중요한 것을 배우고 인생을 개척해 나가는 기회를 얻었으며 이 상황을 확실하게 잘 이겨낼 힘을 가지고 있다.
3. 나는 암으로 죽을 것이고 남겨진 아이는 엄마가 없는 비참한 인생을 보낼 것이다.	3. 암으로 죽는다고는 단언할 수 없다. 얼마든지 건강해질 수 있다. 그리고 혹시 죽음을 맞이한다고 하더라도 아이는 그 상황을 잘 넘기고 또한 필요할 때는 도움을 구하며 인생을 잘 개척해 나갈 확실한 힘을 가지고 있다.
4. 아이의 성장을 지켜보지 못하는 나는 불행하다.	4. 건강해져서 아이의 성장을 지켜볼 수 있다. 비록 죽음을 맞이한다고 해도 나의 영혼은 영원하며 항상 아이와 함께 있어 성장을 지켜볼 수 있다.

빌리프 워크 사례 3 〈불신〉

대부분의 환자가 일상생활에서 품게 되는 일반적인 감정

1. 그 사람은 그런 행동을 해서는 안 된다. 그 사람은 나를 배신했다(나는 배신당할 만하다).	1. 그 사람은 나에게 좋은 행동을 보이지는 않았지만 그 시점에서 그 사람이 할 수 있는 최선을 다했으며 나를 배신한 것은 아니다(나는 배신당할 만하지 않다).
2. 사람을 신뢰할 수 없다.	2. 그 사람이 나의 생각대로 살고 있다(행동한다)고는 신뢰할 수 없지만, 그 사람 나름대로 사는(행동하는) 것을 신뢰할 수 있다.
3. 나는 누구에게서도 믿음을 얻지 못한다(나는 믿음을 얻지 못할 만하다).	3. 나를 믿어 주는 사람도 있다. 또한 상대방은 내가 믿어주기를 바라는 모습 그대로의 나를 믿지는 않을 수도 있지만 나름대로(상대방의 인생에 필요한 만큼) 나를 믿고 있다. 중요한 것은 상대가 어떻게 생각하든 세상에서 나를 가장 잘 알고 있는 나 자신이 나를 믿는다는 것이다 (나는 믿을 만하다).
4. 누구도 나를 이해해 주지 않는다(인정해 주지 않는다).	4. 나를 이해해 주는 사람도 있다. 내가 이해(인정)받기를 원하는 만큼 나를 이해(인정)해 주지는 않을 수도 있지만 상대방 나름대로 나를 이해해(인정해) 주고 있다. 중요한 것은 상대가 어떻게 생각하든 세상에서 나를 가장 잘 알고 있는 나 자신이 나를 이해하고 있다는 것이다.
5. 나는 언제나 실패하거나 실수를 저지른다. 나는 인생의 패배자이다.	5. 나는 언제나 실패만 하는 것은 아니며 성공하는 일도 있다. 때로는 실패나 실수를 할 수도 있지만 그것은 인간으로서 자연스러운 일이며 그런 것을 겪으며 필요한 것을 배울 수 있다. 나는 패배자가 아니다.

빌리프 워크 사례 4 〈절망감〉

대부분의 환자가 일상생활에서 품게 되는 일반적인 감정

1. 나는 안 되는 인간이다(가치가 없는 인간이다).	1. 세상에 가치가 없는 것은 존재하지 않는다. 어떤 것을 끝까지 해냈든 아니면 해내지 못했더라도, 또한 주위의 반응과 상관없이 나는 나로서의 가치가 있는 존재이다.
2. 인생은 불공평하다.	2. 형태는 다르더라도 우리 모두는 병뿐만 아니라 다양한 일을 통해 '자신의 본성으로 돌아갈(행복해진다, 건강해진다)' 기회가 공평하게 주어지고 있다.
3. 나는 두 번 다시 행복해질 수 없다.	3. 곤란을 뛰어넘어 나는 행복해질 수 있다.
4. 누구도 나를 사랑하지 않는다(나는 사랑받을 만하지 않다).	4. 내가 바라는 모습으로 사랑하지는 않을 수는 있지만 상대 나름대로 나를 사랑하고 있다(경우에 따라서는 내가 싫어하는 모양으로 사랑하고 있다). 중요한 것은 주위에서 어떻게 생각하든 상관없이 나를 가장 잘 알고 있는 나 자신이 나를 사랑한다는 것이다. 또한 이 세상에 나를 보낸 존재는 내가 이 세상에서 사랑하는 그 어떤 것보다도 나를 사랑하고 있다. 나는 사랑받을 만하다
5. 죽음은 모든 것의 끝이며 패배이다.	5. 죽음은 모든 것의 끝이나 패배가 아니라 자연의 섭리 중 일부이며 변화의 과정이다.
6. 신은 나를 버렸다.	6. 신은 나에게 기회(더욱 좋은 변화나 성장의 기회)를 주었다.

3장

암 발생 핵심 요인

"암 발생 요인의 8할은 스트레스다"

스트레스와 암의 상관관계

"치유의 길은 삶에 대한 자세가 바뀌면 열린다"

암이 스트레스와의 상관관계가 매우 깊다는 것은 다양한 과학적 연구에서 명확하게 밝혀졌다.

1974년부터 1978년까지 4년에 걸쳐 사이먼턴 암센터에서는 사이먼턴 박사에게 카운슬링을 받은 환자의 병의 진행 상황과 치유 과정을 조사하는 연구를 시행하였다. 그리고 그 내용은 이후에 오스트레일리아의 과학지 〈The Medical Journal of Australia〉(1981년)에 게재되었다.

이 연구에서 암이 진행되고 있는 환자 193명이 통상적인 의학 치료와 함께 카운슬링을 받았다. 그 가운데 유방암(71명), 대장암(28명), 폐암(24명) 순으로 환자가 많았다. 이것은 그 당시 미국에서 빈도가 높은 암이기도 했다. 이 연구에서 생존 기간 평균치는 아래와 같았다.

환자	사이먼턴 요법	당시 의학문헌의 평균치
유방암	38.5개월	18개월
대장암	22.5개월	9개월
폐암	14.5개월	6개월

이 연구에서의 생존 기간은 당시의 의학 문헌에서 보고된 예측 수치보다 상당히 길었다. 이들 환자가 모두 말기 암환자(의학적으로 불치로 생각되고 있던 환자)였다는 것을 고려하면 이 데이터는 경이로울 정도다. 이처럼 카운슬링이 개개인의 '삶의 질(QOL, Quality of Life)' 향상에 많은 도움이 되었다는 사실을 확인할 수 있다.

최근 가장 대규모로 진행된 연구는 독일 정부의 예산으로 실시되어 2007년 의학지 〈Journal of Clinical Oncology〉에 발표된 논문이다. 무작위 비교 시험(가장 신뢰성이 높다고 알려진 시험 형태)으로 진행된 이 연구는 1991년부터 1993년까지 기본 조사를 마치고, 2003년에 추적 조사를 시작하여 약 10여 년에 걸쳐 진행된 연구였다.

이 연구 결과도 카운슬링을 통해 심리적 안정을 얻어 스트레스에 효과적으로 대처할 수 있었던 치료군은 대상군(통상 치료만 받고 카운슬링은 받지 않은 군)에 비해 생존율이 높다는 결론에 이르렀다. 생존 기간에서는 약 2배, 장기 생존율은 약 4배, 그리고 삶의 질도 높아졌다는 결과였다. 스트레스에 제대로 대처하는 것이 암의 치유와 인과관계가 있음을 명확하게 밝혀 낸 것이다.

삶의 질(Quality Of Life) 높이기

물론 생존 기간이 길어지는 것은 기쁜 일이지만, 그 이상으로 중요한 것은 환자의 삶의 질을 유지하거나 높이는 일이다. 그러기 위해서는 심리적으로 안정을 얻을 수 있는 치료가 필요하다. 심리적 치료를 시행한 환자는 그런 치료를 시행하지 않은 환자에 비해 삶의 질이 높다는 것은 이미 알려진 사실이다.

사이먼턴 암센터에서 심리적 치료를 시행한 환자의 결과를 보면, 암 진단 전과 같은 정도의 생활 활동을 하는 경우가 반 정도였으며, 나머지 반도 기존 생활 활동의 70~80퍼센트를 유지하고 있다.

결과에서도 알 수 있듯이 환자 자신이 치료도 열심히 하고 자신의 삶에 대해서도 좀 더 힘을 내어 다가가게 되면 자기 자신의 생명에 긍정적 영향을 주게 된다.

치유의 길은 삶에 대한 자세가 바뀌면 열린다.

스트레스와의 대화

"스트레스 지수 300을 넘겼다면..."

암환자 대부분은 스트레스를 받기 쉬운 성격을 가지고 있다. 자신의 성격이 그렇다면 어떤 패턴으로 스트레스를 받는지를 관찰하면 치료에 큰 도움이 된다.

많은 환자들은 암 진단을 받기 전부터 다양한 스트레스를 안고 있다. 마음에 짐이 될 정도로 스트레스를 만들어 내는 요소를 '스트레서(Stressor)'라 하는데, 암환자 대부분은 무언가 주요한 변화나 사건을 스트레서로 안고 있었다. 일이 갑자기 바빠졌다거나 직무 분야가 급작스럽게 바뀌는 것, 혹은 다른 사람과의 관계에서 갈등이 생기거나 경제적으로 곤란을 겪는 상황이 스트레서가 되었던 것이다.

다음 표는 홈즈·라에(Holmes·Rahe)라는 미국의 사회학자들이 일상생활의 스트레스를 수치화한 연구 결과이다. 일상생활의 다양한 사건으로 인해 우리 인간이 어느 정도의 스트레스를 받는지를 알 수 있다.

홈즈 · 라에(Holmes · Rahe)의 스트레스 지수

	사건	점수		사건	점수
1	배우자의 죽음	100	23	자녀의 출가	29
2	이혼	73	24	법적인 문제	29
3	부부의 별거	65	25	뛰어난 개인적 업적 성취	28
4	복역	63	26	본인의 취업 및 퇴직	26
5	가까운 사람의 죽음, 큰 상해	63	27	입학 또는 졸업	26
6	자신의 상해, 질병	53	28	생활환경의 변화	25
7	결혼	50	29	개인적 습관의 변화	24
8	해고	47	30	직장 상사와의 갈등	23
9	재혼	45	31	근무여건이나 근무시간의 변화	20
10	은퇴	45	32	이사	20
11	가족의 질병	44	33	전학	20
12	임신	40	34	여가 활동의 변화	19
13	성생활의 어려움	39	35	종교 활동의 변화	19
14	가족 수의 증가	39	36	사회 활동의 변화	18
15	이직이나 재취업	39	37	1천만 원 이하의 빚	17
16	경제상태 변화	38	38	수면 습관의 변화	16
17	가까운 친구의 죽음	37	39	함께 사는 가족 수의 변화	15
18	직무의 변화	36	40	식습관의 변화	15
19	부부싸움 증가	35	41	휴가	13
20	1천만 원 이상의 빚	31	42	크리스마스	12
21	저당이 늘어남	30	43	가벼운 법률위반	11
22	일에서의 책임 변화	29			

가장 큰 스트레스가 되는 '배우자와의 사별'을 100으로 보고 각각의 사건에 대한 스트레스를 숫자로 나타냈다. 홈즈는 1년 이내에 자신이 받는 스트레스를 합한 수치가 300을 넘는 경우에는 어떤 병에

노출될 확률이 80퍼센트나 되며 암에 걸릴 확률도 높아진다고 정의하고 있다. 하지만 합해진 숫자가 크다고 해서 꼭 병에 걸린다고는 할 수 없으며, 스트레스에 대한 확실한 대처법을 가지고 실행하는 사람은 건강을 유지할 수 있다.

이 연구는 미 문화권을 대상으로 하고 있기 때문에 우리에게는 조금 다르게 생각되는 항목도 있다. 자신에게는 어떤 부분이 해당하는지를 참고해 보면 좋을 듯하다. 다만 참고는 하되 그 내용에만 얽매이지 말고 자기 자신의 일상생활 중에 일어난 일이나 변화된 부분을 적어 보자. 그리고 일어난 일들에 대해 자신이 어떻게 반응했는지도 적어 보면 좋다.

병으로 얻을 수 있는 것

스트레스를 쌓아두면 병이 찾아오는데, 오히려 병에 걸린 후 스트레스가 적어지거나 해소되는 경우가 많다. 스트레스 해소 외에도 병에 걸리기 전에는 얻을 수 없었던 것을 병에 걸리고 나서야 얻는 경우가 있다. 즉 자신의 본성을 되돌리기 위해서 중요한 것을 불러오는 경우가 있는데, 특히 암과 같은 병에 걸렸을 때 더욱 그렇다.

병이라는 것이 언제나 통증이나 고통만 주는 것은 아니다. 실제로는 우리에게 은혜를 베푸는 경우도 있다. 역사가 깊은 인도의 베다 의료에서는 '병은 은혜'라고 확실히 정의하고 있을 정도이다. 그렇다면 도대체 어떤 은혜가 있는 것일까?

예를 들면, 수면 부족이었던 사람이 병에 걸려 수면이나 휴식을 충분히 취할 수 있게 되었다면 그것은 병의 은혜라고 할 수 있다. 하기 싫은 일이나 귀찮았던 것에서 해방되었다면 그것도 은혜이다. 또한 가족이나 친구들의 애정이나 배려를 느낄 수 있게 되었다면 그것도 또한 큰 은혜이다. 가만히 되돌아보면 병이 들기 전에는 자신의 생활에 주어지지 않았던 것이 병 때문에 얻을 수 있게 된 소중한 것이 반드시 있을 것이다.

물론 그것은 무의식적인 욕구이기 때문에 자신이 그런 것을 원하고 있었을 거라고는 꿈에도 생각하지 못했을 수도 있다. 그러나 이런 병의 은혜에는 반드시 의미가 있다.

다음은 암환자가 느끼는 병의 은혜의 전형적인 예에 대한 것이다. 자신의 생각과 맞는 것이 있는지 확인해 보자.

병의 은혜의 예

- 가족과 친구로부터 자신에 대한 배려와 애정을 느꼈다.
- 충분한 휴식을 취할 수 있게 되었다.
- 괴로운 일이나 그런 입장에서 해방되었다.
- 무리하거나 참지 않고 자신을 보살피게 되었다.
- 취미 등 자신만의 시간을 가질 수 있게 되었다.

- 싫은 일을 거절하게 되었다.
- 원하는 것을 원한다고 말할 수 있게 되었다.
- 필요할 때 도움을 요구하거나 의뢰할 수 있게 되었다.
- 진짜 중요한 것을 알게 되어 인생의 우선순위가 바뀌었다.
- 중요한 신념을 가지거나 강화할 수 있게 되었다.
- 건강과 생명의 중요함과 소중함을 알게 되었다.
- 자연의 아름다움을 알게 되었고 자연과의 관계가 풍요로워졌다.

암은 인생의 리셋 버튼

"암은 내가 알지 못하는 사이 문제를 해결해준다"

자연계나 우주는 항상 밸런스를 맞추려고 하고 있다. 그리고 자연의 섭리를 품고 있는 인간은 욕구를 채워서 밸런스를 맞추려고 하는 존재이다. 그 욕구가 긍정적으로 채워지지 않을 경우에는 욕구를 거둬들이는 것이 아니라 부정적으로라도 그 욕구를 채우려고 한다.

예를 들어, 한 아이가 엄마로부터 관심과 사랑을 받고 싶어서 생글생글 웃으며 엄마에게 다가가지만 엄마는 매우 바쁘다. 아이는 자신의 욕구를 거둬들이지 않고, 오히려 하지 말라는 짓을 하거나 우는 것으로 엄마의 관심을 끌려고 한다.

자신의 감정이나 욕구를 억압받았다는 생각이 들거나 기쁨을 느끼지 못하게 되면, 그 욕구가 사라지는 것이 아니라 의식적이든 무의식적이든 부정적으로라도 그 욕구를 채우려고 한다. 병은 그 부정적인 무의식의 문제 해결자라고 할 수 있다.

평소에는 평균 여덟 시간 정도의 잠을 자던 사람이 일이 바쁘다는 이유로 두세 시간만 자면서 몇 달을 지냈다. 긍정적인 마음으로 자신에게 수면 시간을 만들어 주지 않는다면 몸은 스스로 열을 나게 하거나 여기저기에 아픔을 주어 강제로라도 재우려고 한다. 책임감 때문에 어쩔 수 없이 일을 계속했던 사람이라면 일에서 손을 떼는 것이 불가능하다고 생각했을 것이다. 하지만 병에 걸렸다는 이유로 간단하게 일에서 손을 뗄 수 있게 된 것이다. 긍정적으로 수면을 취하지 않았거나 싫은 것에 대해 싫다고 할 수 없었기 때문에 병이 무의식적으로 부정적인 그 상황을 만들어 준 것이다.

대장암을 진단받은 50대 남성은 진단이 내려지기 전의 자신의 몇 년간의 삶을 되돌아보았다. 그리고 자신이 스트레스를 받은 사건이 있었다는 것을 인식하게 되었다. 그중에서도 특히 딸의 결혼과 바빠진 일이 큰 스트레스를 주었다. 흥미로운 점은 그의 아내와 그가 딸의 결혼에 대한 생각이 달랐다는 점이다. 아내는 딸의 결혼에 대해 '딸이 훌륭한 인생의 반려자를 얻어 행복해진다'고 받아들여 기쁜 일이라고 여겼다. 하지만 그는 '터무니없이 부족한 놈이 자신의 딸과 결혼해서 딸이 불행해진다'라고 생각했다. 그리고 그런 생각은 고통으로 이어져 딸의 결혼이 스트레스로 작용하게 된 것이다.

일에 관해서도 마찬가지이다. 바빠졌을 때 주위의 직원들에게 균형 있게 일을 나눠 주었으면 괜찮았을 것이다. 하지만 그는 '아무도 제대로 일을 해내지 못한다'라는 편견에 '내가 모든 일을 하지 않으면 안된다'라고 생각했다. 원래 안정되어 있는 조직의 상사임에도 불구하고 아침 일찍부터 출근해서 밤늦게까지 일했다고 한다. 그러던 어느 날 몸이 안 좋아져 병원에 가게 되었고 대장암이 발견되어 즉시 입원하고 수술을 받게 되었다.

이렇게 그는 강제적으로 일에서 멀어지게 되었다. 아침 일찍부터 회사에 일하러 가고 싶어도 갈 수 없는 것은 물론이고, 모든 일을 다른 직원들에게 맡겨야만 했다. 그리고 그는 자신이 없어도 회사가 망하지 않고 잘 운영된다는 것을 알게 되었다. 다른 사원들이 앞장서 대부분의 일을 처리하기 시작하였고, 그는 지금까지 자기 자신이 그들에게서 기회를 빼앗고 있었다는 것을 알게 되었다. 사장 혼자서 온 힘을 다해 열심히 일하지 않으면 유지될 수 없는 회사라면, 그 회사는 약하고 불건전하다고 할 수 있다. 병으로 인해 그 사회적인 밸런스를 확실하게 되돌리게 된 것이라면 그것은 큰 은혜라고 할 수 있겠다.

또한 그의 딸과 사위가 병문안을 왔을 때 사위와 많은 대화를 나누면서 사위에 대한 생각이 바뀌었다. 사위가 꽤 괜찮은 남자로 보였고, 딸이 결혼을 잘했다는 생각이 든 것이다. 이런 생각을 하게 된 것도 큰 은혜라고 할 수 있다.

그리고 그는 퇴원 이후 시간적 여유를 가질 수 있도록 출퇴근 시간을 조정하였다. 정시에 퇴근하려고 노력하고 일을 마친 이후 시간은 자신의 자유로운 시간으로 활용하게 되었다.

그는 일이 인생의 전부라고 생각하며 살았기 때문에 모든 생각이 항상 '무엇이 문제인가'에만 향해 있었고, '무엇이 좋은가' 하는 것에는 전혀 관심이 없었다. 책을 읽더라도 암을 극복하기 위한 전문서만 읽을 뿐이었다. 하지만 지금은 편안한 마음으로 좋아하는 작가의 소설을 읽고 단전호흡도 배우면서, 이전보다 자유롭게 인간다운 나날을 보내게 되었다. 그는 자신의 삶이 지금까지는 센서가 망가져 밸러스가 맞지 않았다는 것을 깨우친 듯하다. 그는 현재 증상도 안정되었으며 활기차고 즐겁게·생활하고 있다.

2008년 2월, 어느 40대 남성은 상인두암을 진단받았다. 이미 말기여서 다른 부위에도 암이 전이되어 있었다. 6개월에 걸쳐 방사선 치료와 항암제 치료를 했지만 경과가 좋지 않고 부작용도 심했다. 그는 다시는 방사선 치료나 항암제 치료를 하고 싶지 않다며 치료를 거부했다. 또한 그는 암센터에서 만나는 환자들로부터 힘이 되는 좋은 기운을 받기보다는 불안과 공포를 느껴야 했고, 부정적인 대화를 많이 나누었다. 실제로 증상이 좋아지는 사람도 보지 못했기 때문에 빨리 그곳을 벗어나고 싶어 했다.

그는 기존 치료 이외에 대체요법을 시도해 보기로 하였다. 그래서 자신이 한 달에 한번 상담을 위해 방문하던 클리닉에 입원하게 되었다. 온기가 있고 따뜻한 이 클리닉에서 그는 서로 격려할 수 있는 온화하고 긍정적인 친구들을 만들어 갈 수 있었다. 그는 그때까지 병에 관한 물리적 대처는 해왔지만, 자신의 과거를 되돌아보고 내면의 인과관계를 탐구해 보는 일을 해본 적이 없었다. 몸과 마음에 대해 포괄적인 접근을 시도하는 클리닉이 처음에는 어색했다. 심리 카운슬링을 받아도 처음부터 가슴에 와 닿지는 않았다고 한다.

그러다가 어느 순간 지금까지의 자신의 삶을 냉정하게 되돌아보게 되었다. 그는 암 진단을 받기 전에는 아주 많은 크고 작은 스트레스를 받고 있었다. 그런 정신 상태이다 보니 식사나 잠을 포함해 생활의 여러 부분에서 밸런스가 무너져 있었다는 것을 알게 되었다. 그는 절의 주지였는데 경영이 힘들어져 항상 머릿속이 복잡하고 마음은 늘 초조한 상태였다. 원래 마음으로 받아야 하는 보시도 경영 지표가 되어 한 사람, 한 사람이 하는 보시를 금액으로 환산하고 있는 자신을 보게 되었다. 그리고 그런 자신에게 실망하게 되었고 하는 일에 싫증이 난 상태였다. 또한 너무나 바쁘게 살아왔기 때문에 가정에도 소홀하게 되었고 그런 이유로 부부관계도 좋지 않아 결국 이혼까지 하기에 이르렀다. 이런 많은 일들을 겪으면서 그는 자신이 '남편으로서 실격', '아빠로서도 실격', '승려로서도 실격', '가치가 없는 존재이다'라는 생각을 하기 시작하였다. 그리고 이런 생각 때문에 자신이 정신적으로 많은 스트레스를 받고 있다는 것을 알게 되었다.

그러다가 생명을 위협하는 암 진단을 받게 되면서 생활이 순식간에 변하였다. 그로 인해 자신의 삶에 대해 깨달음을 얻고, 변화의 기회를 잡을 수 있었다.

우선 그때까지의 자신의 삶이 얼마나 자신과 주위를 얽매이게 했는지를 생각하게 되었다. 늘 '어찌 되었거나, 이렇게 하지 않으면, 이렇게 해야만 한다'라는 식의 사고방식에 젖어 살고 있었던 것이다. 그는 자신에게는 물론이거니와 다른 사람에게도 아주 엄격한 사람이었다. 그는 어릴 때부터 자신의 본성을 억누르고 늘 우등생 같은 삶을 살아왔다. 절의 주지의 아들이었기에 언젠가는 절의 주지로서의 삶을 살아야 한다는 생각이 마음 깊이 자리하고 있었다. 그렇기 때문에 늘 훌륭하게 성장해야 한다는 생각과 함께 사람들의 기대에 맞추어 사는 삶을 살고 있었다. 그렇게 살지 않으면 자기 자신의 인생은 아무런 가치가 없다고 생각한 것이다.

하지만 그는 카운슬링을 통해서 자신의 사고방식을 조금씩 바꾸기 시작했다. 우등생이 아니어도 괜찮고, 사람들의 기대치에 못 미쳐도 존재 가치가 있다는 걸 알게 되었다. 자신의 아이가 생각하는 아버지의 모습은 아닐지라도 자신은 그 누구보다 자식을 사랑하는 아버지임을 알게 되었고, 항상 최선을 다해 살아왔다는 것을 인정할 수 있도록 점점 사고방식을 바꾸어 나갔다.

그 결과 그는 너무나도 싫었던 절의 경영에서 빠져나올 결심을 하게 되었고, 실제로 그것을 행동에 옮겼다. 또한 암 진단을 받은 것이 '하늘이 인생의 휴식시간을 가지라고 내려준 선물'이라고 생각했다. 암을 핑계 삼아 하기 싫은 일을 거절할 수 있게 되었고, 남은 인생을 자신을 위해 즐기기로 한 것이다.

그렇다고 해서 아무 생각 없이 대충 사는 것은 아니었다. 정신적인 충족감을 얻기 위해 책을 읽고 영화를 보고 미술관에 들르는 등 문화생활을 즐겼다. 일찍 잠자리에 들고 일찍 일어나 대자연을 느끼며 산책을 하였고, 현미밥과 채소 중심의 자연식을 즐겼다. 마음속에 스트레스를 담아 두지 않는 심플한 생활을 하기 위해 신경 썼다. '하지 않으면, 해야 하는'이 아니라 '하고 싶은, 하려고'라는 생각으로 일상을 보내고 있는 것이다.

그런 과정을 통해 그는 자신에게는 물론이고 다른 사람에게도 상냥하게 대할 수 있게 되었다. 가족과의 관계도 점점 개선되어 오히려 결혼생활을 할 때보다 전처와의 관계도 좋아지고 아이들과도 좋은 관계를 만들기 시작했다.

또한 절의 주지로서의 위치에서는 멀어졌지만 사람의 영혼을 구하고 싶다는 생각은 늘 가지고 있었기 때문에 승려로서의 본질적인 자세는 그대로였다. 무연고 사망자 등의 장례식에 참석해 애도하며 봉사활동으로 불경을 외기도 하였다. 주지로서의 경영의 이윤 등은 전혀 생각하지 않아도 되었기 때문에 정성을 담아 마음으로부터 고인을 애도할 수 있었고, 고인의 친족들과도 부드럽게 대화를 나눌 수 있게 되었다.

그의 병 자체만 놓고 본다면 그것은 바람직하지 않은 것이 맞다. 하지만 병으로 인해 바뀐 그의 변화는 그 자신의 존재에 있어서는 물론이고 주위나 전체적으로도 좋은 변화를 가져온 듯하다. 그의 삶의 질은 지금까지와는 전혀 다르게 아주 많이 풍요로워졌다.

그리고 2008년 11월, 그는 검사에서 암이 몸 안에서 완전히 사라졌다는 결과를 받아들었다.

자신의 몸 안에 암이 있다는 사실을 완전히 잊고 매일매일 즐겁게 생활하고 있던 시점이었다. 그는 현재 클리닉 환자 모임에서 마음의 이야기 부서를 맡고 있다. 그는 자신의 경험이 누구에게나 다 똑같이 맞을 거라고는 생각지 않지만 '생각이 현실을 만든다'라는 말을 생각하면 암을 잊어버리고 사는 게 암환자에게는 큰 의미가 있을 거라는 생각을 한다고 전했다.

이렇게 병에 걸려 얻어진 것, 즉 무의식중에 병에 걸리면서까지 자신이 얻으려고 한 것이 도대체 무엇인지를 탐구하는 것은 병의 의미를 아는 것으로 이어지게 된다. 그리고 그것은 자기 자신의 본성을 찾게 해주는 좋은 길이 된다.

내가 매일 환자에게 전하고 있는 것은 암은 '암행어사의 마패'와도 같다는 것이다. 일단 암이라는 마패를 꺼내면서 어사가 "물렀거라"를 외치는 것처럼 주위의 모든 것을 자신의 뜻대로 할 수 있는 기회를 얻는 것이다. 면죄부라고도 할 수 있는 암은, 자신을 원래의 모습으로 되돌리기 쉽게 하는 기회를 제공하고 있다. 우리는 이 기회를 완벽하게 활용해야 한다.

암이 없어지고 난 이후에도 자신의 욕구를 부정적으로 채우는 것이 아닌, 긍정적인 생각으로 채우는 습관을 익히는 것이 중요하다. 그렇게 자신이 긍정적으로 욕구를 채울 수 있게 될 때까지 암은 끈기있게 지켜보고 있다.

스트레스가 병의 은혜로도 해결되지 않는다면(예를 들어 힘든 일 때문에 속마음은 그만두고 싶지만 그만두지 못할 형편이거나, 몸에 병이 들었어도 변함없이 평온한 척하면서 다른 사람들의 요구에 무조건 따라야 하는 등) 그것은 죄책감이나 자책, 불안, 공포 등의 부정적 감정이 자신을 방해하고 있는 것이다. 이런 경우에는 2장에서 다루었던 사고방식을 바꾸는 작업인 '빌리프 워크(Belief Work)'를 해보기를 권한다.

1장에서 다룬 '기쁨 리스트'와 같은 은혜 리스트를 만들어 보는 것도 중요하다. 자기 자신의 인생에 기쁨이나 깊은 충족감을 가져다주는 것을 발견해 낸 사람은 그것에 더해서 더 많은 기쁨을 찾도록 애써야 한다. 그리고 자신에게 기쁨을 주는 것을 발견해 내지 못한 사람이라면 자신에게 주어진 병의 은혜가 무엇인지를 주의 깊게 찾아보는 것이 중요하다. 또한 자신이 스트레스를 받고 있다고 생각될 때는 마음을 편안하게 가지려고 애쓰면서 밸런스를 되돌리기 위해 애써야 한다.

- 환자용 -

• 암 진담을 받기 전의 12개월~18개월(재발인 경우에는 6개월~8개월)을 기준으로 삶을 되돌아보면서 일상생활 중에서 있었던 변화나 사건 다섯 가지를 적는다.

❶

❷

❸

❹

❺

• 각각의 변화나 사건에 대해 어떤 감정을 느꼈는지 적는다.

• 암 진단 이후 자신이 얻은 은혜 다섯 가지를 적는다. 그리고 그것을 의식적으로 일상생활에 받아들이기 위해 애쓴다.

❶

❷

❸

❹

❺

• 당신이 건강해진 이후에는 하루도 거르지 말고 매일매일 생활 속에 받아들여야 한다.

- 보호자용 -

• 보호자의 입장에서 보았을 때, 환자가 암 진단을 받기 전의 12개월 ~18개월(재발인 경우는 6개월~8개월)을 기준으로 삶을 되돌아보면서 일상생활 중에서 있었던 변화나 사건 다섯 가지를 적는다.

❶

❷

❸

❹

❺

• 각각의 변화나 사건에 대해 환자가 어떤 감정을 가졌는지를 적는다.

• 환자가 암 진단 이후 얻을 수 있었다고 생각하는 은혜를 최소한 다섯 가지 적는다.

❶

❷

❸

❹

❺

• 자신이 그렇게 관찰한 것을 환자와 함께 이야기해 보고 어떻게 변화되는 것이 바람직한지 탐구한다.

내면의 기쁨을 위한 명상 ❷ – 암과 대화하는 평온한 시간

이 명상은 명상을 처음 해보는 사람이거나 평안함을 얻고 싶은 사람들을 위한 것이다. 신체의 긴장된 부분이나 뭉친 부분이 서서히 부드러워지는 것을 상상함으로써 마음과 몸을 느긋하고 편안한 상태로 이끌어 준다.

가능한 한 마음이 편한 자세를 취하고 가볍게 눈을 감아 주세요.
그리고 서서히 몸과 마음을 이완해 봅니다.
평상시보다 천천히, 길게 심호흡합니다.
코로 들이쉬고 입으로 내쉽니다.
들이쉴 때 머릿속으로 '들이쉬어-'라고 말해 보세요.
또한 내쉴 때 머릿속으로 '내쉬어-'라고 말해 보세요.
완전히 내쉬었을 때 살짝 자기 자신에게 미소 지어 보세요.

평상시보다 천천히, 길게 심호흡을 합니다.
심호흡을 할 때마다 신체가 점점 편안해집니다.
들이쉴 때마다 우주가 새로운 좋은 에너지를 당신 안에 불어넣습니다.
그리고 내쉴 때 우주가 당신 안의 낡아진 것, 내뱉고 싶은 것 모두를 빨아들입니다.
지금 이 순간, 당신은 우주와 함께 호흡하고 있습니다.
지금 이 순간, 호흡과 함께 당신은 새로운 당신으로 다시 태어나고 있습니다.

평상시보다 천천히, 길게 심호흡하면서 지금 당신이 있는 장소가 안전한 곳이고 아주 기분 좋은 장소라는 것을 상상해 주세요.
그곳은 당신이 과거에 방문했던 적이 있는 장소일 수도 있습니다. 또는 상상 속에서만 존재하는 장소일 수도 있습니다. 어느 쪽이든 상관없이 그곳은 안전하고 누군가가 지켜주는 아주 기분 좋은 곳입니다.
잠시 그 장소에 머물러 주세요.

1, 2분 정도 간격을 둡니다.

천천히, 길게 심호흡하면서 몸을 편안하게 한 상태에서 호흡할 때마다 신체의 딱딱해진 부분이 서서히 느슨해져 가는 것을 상상합니다.
우선 당신의 머리를 의식해 주세요. 항상 많은 생각으로 열심히 일하고 있는 머리입니다.
그 머리를 의식하고 머리의 긴장을 느껴 주세요.이 긴장이 심호흡과 함께 주욱~ 하고 느슨하게 이완됩니다.
다음은 얼굴의 긴장감을 의식해 주세요. 특히 볼이나 턱의 긴장감을 의식해 주세요.
그것들의 긴장감이 심호흡과 함께 주욱~ 하고 느슨하게 이완됩니다.
다음으로 목과 어깨의 긴장감을 의식해 주세요.
그것들의 긴장감이 심호흡과 함께 주욱~ 하고 느슨하게 이완됩니다.
그 이완된 느낌이 팔뚝, 팔꿈치, 손목, 손바닥 그리고 손가락 끝까지 퍼져 갑니다.

다음으로 가슴과 등의 긴장감을 의식해 주세요. 그 안의 폐나 심장 등의 내장도 의식해 주세요.
그것들의 긴장감이 심호흡과 함께 주욱~ 하고 느슨하게 이완됩니다.
다음으로 배와 허리의 긴장감을 의식해 주세요. 그 안의 위나 장 등의 내장도 의식해 주세요.
그것들의 긴장감이 심호흡과 함께 주욱~ 하고 느슨하게 이완됩니다.
다음으로 엉덩이의 긴장감을 의식해 주세요.그리고 엉덩이의 긴장감이 심호흡과 함께 주욱~ 하고 느슨하게 이완됩니다.
허벅지, 무릎, 종아리, 발목, 발꿈치, 발가락 끝까지 느슨하게 이완됩니다.
지금, 전신이 이완되고 있습니다.
그 이완되는 감각을 충분히 즐겨 주세요.
전신이 폭신하고 따뜻하고 햇볕이 쨍쨍한 듯한 감각일 수도 있습니다.
이 편안함이 당신에게 있어 매우 좋은 것이라는 것을 알아주세요.
지금 전신이 완전히 이완되고 있습니다.

1, 2분 정도 간격을 둡니다.

그러면 지금, 당신이 무언가 건강하다고 생각하는 활동에 몰두하고 있는 것을 상상해 주세요.
활기차게, 느긋하게, 몸을 이완시키면서 나날의 생활에 열중하고 있는 것을 상상해 주세요.

그럼 서서히 의식을 되돌려 주세요.

소리를 의식해 주세요.

빛을 의식해 주세요.

준비가 되었으면 천천히 눈을 떠 주세요.

나의 기도

4장

자기치유력의 힘

"긍정의 상상력이 암을 이긴다"

지방세포와 닮은 암세포

"암은 공격적인 세포가 아니다"

암을 위협적인 존재라고 생각하는 것은 암이 불치의 병이고 통증이나 고통을 안겨주는 공격자라는 사회통념이 있기 때문이다. 그렇다면 한 번 더 암의 이미지와 상관없이 암과 건전한 관계를 맺는 방법에 대해 생각해 보자.

암은 아주 강하고 공격적인 세포라는 이미지가 일반적이지만, 암세포는 정상세포를 공격하는 것이 아니다. 암은 본질적으로 약하고 불안정한 세포이다. 암은 혼란스럽고 잘못된 정보를 가졌기 때문에 본래는 죽어야 할 시점에 죽지 못하고 계속 늘어나는 세포인 것이다. 그 결과 다른 장기를 압박하거나 방해해서 그것들이 제 기능을 발휘할 수 없게 한다.

사이먼턴 박사는 세포의 메커니즘을 생각해 보면 암세포와 가장 많이 닮은 것은 지방세포라고 말한다. 그러나 사람들은 지방세포에 대해 공격적이거나 무섭다고 생각하지는 않는다.

지방이 너무 늘어나 비만이 되면 몸 상태가 좋지 않아지고, 결국 비만 때문에 죽음에 이르는 경우도 있다. 하지만 사람들은 지방이 늘어나는 것에 대해 암세포에 대한 것만큼의 공포심을 가지지는 않는다. 미국의 경우 사망 원인 1위가 암이 아닌 비만과 관련된 순환기계의 장애임에도 불구하고 우리는 비만에 대해 별로 중요하게 생각하지 않는다. 체지방률이 높아지는 것에 대해서는 전혀 위기감을 느끼지 못하는 사람들이 종양이라는 단어에 대해서는 아주 큰 반응을 보인다.

사람들에게 암의 이미지를 그림으로 그려 보라고 하면 많은 이들이 시꺼멓고 뾰족뾰족한 가시를 가진 그림으로 암세포를 묘사한다. 예전에 나의 가족이 암수술을 하게 되었는데, 나는 그때 암세포를 본 적이 있다. 실제의 암세포는 하얗고 모양이 약간 찌그러진 모습이다. 반대로 사람들에게 지방세포를 그림으로 그려 보라고 하면 대부분의 사람들이 하얗고 둥그런 지방세포를 상상하는 경우가 많다.

놀라운 것은 의료업에 종사하는 사람들조차 암의 이미지에 대해 '공격적이고 강하고 무서운 세포'라고 대답한다는 것이다. 세포학적인 면에서 보면 암세포가 그런 이미지가 아니지 않느냐고 다시 물어보면 그들은 "당신의 말을 다시 들어 보니 당신 말이 맞습니다. 암세포는 결코 공격적이지 않으며 불안정한 세포입니다"라고 대답한다.

결과적으로 주변에서 암에 대해 그렇게 말하고 환자의 경우를 보아도 쉽게 낫지 않는 병이기 때문에, 암에 대해 강하고 공격적인 세포라고 생각을 하게 되었다는 것이다. 하지만 대부분이 알고 있는 암에 대한 이미지는 사실과 상당히 다르다. 이런 의미에서 보면 암세포는 오히려 아주 많이 차별받고 있는 불쌍한 세포라고도 할 수 있겠다.

그리고 이것을 반대로 생각해 보면 개선될 여지가 있다는 것이므로 좋은 신호라고도 할 수 있다. 앞에서도 말했지만 우리의 사고는 신체와 밀접하게 연결되어 있다. '암은 강하고 공격적이며 불치의 병이다'라는 이미지가 우리도 모르는 사이에 그 이미지대로 결과를 만들어 내는 요인이 되는 것이다.

우리는 암에 대한 이미지를 확실하게 바로잡을 필요가 있다. 암은 약하고 혼란스러운 불안정한 세포이다. 암의 이미지가 불건전하게 다가오기 때문에 대부분의 환자들은 '나에게는 암을 낫게 하는 힘이 없다'라고 하는 자기치유력에 대한 부정적인 이미지를 가지게 된다. 더 나아가 자기치유력이 있다는 것조차 인식하지 못하고 있는 사람들도 있다.

플라시보 효과

"내 안의 힘으로 암을 이긴다"

인간은 자기 자신을 건강하게 유지하고자 하는 힘을 가지고 태어난다. 실제로 '살자, 살자'라고 의식하지 않아도 우리 안의 다양한 메커니즘이 제대로 기능하면서 건강을 누리고 있다.

우리의 몸은 그대로 내버려 두어도 간단하게 암세포를 찾아내어 제거하는 기능이 준비되어 있다. 하지만 이런 자연치유의 힘은 과학이 발전됨에 따라 점점 잊혀졌다. 병을 치유하기 위해서 약을 먹거나 외과적 치료를 하는 것, 이 두 가지만 고려하고 있다. 병을 앓고 있는 자기 자신은 오히려 치유와는 전혀 상관없는 존재가 된다.

몇천 년의 역사를 지닌 동양의학에서는, 우선 인간이 가지고 있는 치유력을 최대한 도와주어 병을 낫게 하는 것을 주된 짜임으로 하고 있다. 그런데 이런 치료법은 과학의 발전과 함께 잊혀졌다. 인간은 눈에 보이는 것만을 믿으려 하고 합리적으로 처리할 수 있는 것에만 의존하게 되었다. 생명에너지는 눈에 보이지 않기 때문에 다루기 어려운 부분이 있다. 하지만 생명에너지에 영향을 줌으로써 치유력이 높아진다는 것을 우리 조상들은 가르쳐 주고 있다. 우리의 자세, 이미지, 어떤 일을 받아들이는 방법들이 이 에너지에 영향을 준다. 이런 것을 인식한 후에 자신의 본성으로 돌아감으로써 생명에너지의 밸런스를 되돌릴 수 있다. 그렇게 되면 신체가 정상으로 기능하기 시작하고 치유력을 발휘해서 암을 없애는 이미지를 키울 수 있다.

만일 당신이 지금 어떤 치료에 몰두하고 있다면, 그 치료에 대해 어떤 이미지를 가지고 있는지를 생각해 보자. 자신의 자기치유력의 협력자로서 활약해 주고 있는 이미지인지, 아니면 자신의 신체를 점점 잠식해 가는 부정적인 이미지는 아닌지 살펴보자. 혹시라도 부정적인 이미지라면 그 이미지를 바로잡거나 치료법을 다시 선택할 수 있는 기회를 만들 수 있다. 치료에 대한 이미지가 병의 진행이나 치유의 과정에 영향을 준다는 것은 의료 현장의 연구에서도 이미 알려져 있다. 유명한 자료로는 클로퍼(Bruno Klopfer) 박사의 '플라시보 효과(Placebo Effect)'의 연구다.

플라시보 효과(Placebo Effect)

클로퍼 박사는 암에 관한 신약을 개발하게 되었고 그 약에 큰 기대를 걸었다. 신약으로 치료받기를 원한 말기 암환자에게 그 약을 투여했는데, 의학적으로 치유가 불가능하다고 했던 그 환자는 순식간에 회복되어 몸 안에서 암이 사라져 버렸다. 그러나 그 환자 외의 다른 환자들에게서는 신약이 별 효과를 나타내지 못하자 그 약의 유효성은 공식적으로 부정되었다. 그러자 신약 치료를 받아 암이 사라졌던 환자가 갑자기 암이 재발하여 순식간에 병이 악화하였다.

이런 상황에 흥미를 가지게 된 박사의 의료팀은 그 환자에게 다른 치료법을 시행하였다. 의료팀은 그 환자에게 "지난번에 투여했던 약에는 약간의 문제가 있었지만 이제는 해결되었다. 그래서 이번에는 효과가 두 배인 것을 당신에게 투여하겠다"라고 했다. 그러나 실제로 사용한 것은 신약이 아닌 단순한 멸균수였다. 그런데 그 환자는 지난 치료보다 두 배의 속도로 암이 사라졌다.

이 연구를 통해 우리가 알 수 있는 점은 환자가 지니고 있는 신념이 얼마나 신체 건강에 영향을 미치는가이다. 자신이 가지고 있는 신념이 그만큼 영향력이 있다는 것을 보여준 훌륭한 예라고 할 수 있다. 이렇게 약 자체의 물리작용보다 그 약(물질)을 믿는 힘에 의해 증상의 완화되거나 치유가 되는 것을 '플라시보 효과'라고 부른다. 의학이나 약학에서는 이 용어를 일반적으로 사용하고 있다.

'이것은 몸에 나쁘다'라든가 '분명 전혀 효과가 없을 것이다' 등의 생각을 가지고 치료에 임하는 것은 효과적이지 않다. 스스로 자신에게 자기치유력의 강력한 조력자가 되어 효과적으로 암에 작용하고 암을 없앤다는 이미지를 가져야 한다.

올바른 이미지 요법

"호흡을 고르고 상상의 힘을 믿는다"

치료 부작용으로 인해 자신이 엉망진창으로 망가지고 있다고 생각한다면 자신이 받고 있는 치료가 암에만 작용할 뿐 정상세포에는 상처를 입히지 않는다는 이미지를 그려 보자. 화학요법을 받고 있는 환자 가운데 일부의 사람들이 이런 이미지를 받아들임으로써 부작용을 최소화할 수 있었다고 보고되었다. 그중 어떤 사람은 치료를 받는 동안 자기치유력이 암에 작용하고 있다는 것을 상상했다고 한다. 그리고 그 순간 암세포가 '뿌직' 하고 뭉그러지는 소리를 들었고 그 이후 몸 안에서 암이 사라졌다는 환자도 있었다.

우리는 의식을 하든 안 하든 상관없이 항상 머릿속으로 무언가를 상상한다. 좀 더 좋은 것의 이미지를 상상한다면 기분이 좋아지는 것은 너무나 당연한 일이고(물론 그것만으로도 하루하루의 삶의 질이 높아진다) 신체 레벨에서도 우리에게 바람직한 상태를 만들어 준다. 이렇듯 마음과 머릿속에서 이미지를 연상하는 상상의 힘을 빌어 몸의 변화와 밸런스를 추구하는 치료법을 '이미지 요법(Image Therapy)'라고 한다.

상상할 때 가장 중요한 것은 활기차게 건강한 활동을 하고 있다는 것을 의식하는 것인데, 많은 사람들은 부족한 체력이나 열악한 환경에 초점을 맞추는 경향이 있다. 그러나 그런 상상으로는 절대 기분이 좋아질 수가 없다. 기분이 좋아지기 위한 상상이 오히려 기분을 망치게 해 바람직하지 않은 결과를 얻게 될 수도 있다.

이미지 요법을 시행할 때는 다음의 세 가지 중요한 자세에 주목해야 한다. 첫째, 원하는 결과를 상상해야 하고, 둘째, 자신만의 방법으로 상상하는 것이다. 그리고 셋째는 수행하는 일에 의미나 가치를 부여하여 시행해야 한다.

첫째, '원하는 결과를 상상한다'라는 의미의 예를 들어 보자. 암세포가 점점 커지는 것이 걱정인 사람이라면, 그 사람이 바라는 것은 암이 점점 작아지고 결국은 암세포가 없어지는 것이다. 치료 부작용으로 인해 자신의 몸이 엉망진창이 되고 있다는 걱정을 하고 있는 사람이라면, 치료가 암세포에만 영향을 주고 정상세포에는 상처 입히지 않기를 바란다. 실제로 화학요법으로 치료 중인 환자들 일부는 이미지 요법을 통해 부작용을 최소화하고 있다고 보고되었다.

둘째, '자신의 방법으로 상상한다'라는 것은 우선 우리들 모두가 상상력이 뛰어나다는 것을 인정하고, 각자의 이미지 실행 방법이나 개성을 존중하는 것이다. 예를 들어, 오늘 아침 식사는 무엇이었는지 상상해 본다. 어떤 사람은 영상을 통해 무엇을 먹었는지 그려

낼 것이고, 또 어떤 사람은 문자나 단어를 통해 상상할 수 있을 것이다. 그리고 또 어떤 사람은 향이나 맛으로, 또 어떤 사람은 식감으로 생각해 내기도 한다. 또한 그 모든 것을 복합적으로 느끼는 사람도 있다. 이렇듯이 상상의 방법은 사람마다 제각각이다. 어떤 방법이 올바르다고는 할 수 없으므로 자신에게 가장 편안하게 와 닿는 것이 무엇인지를 판단하고 그 방법을 자신의 것으로 받아들이면 된다.

마지막으로 '수행하는 일에 의미나 가치를 부여하여 시행한다'라는 것에 대해 알아보자. 그것은 그렇게 하라는 말을 들었기 때문에 단순히 막연하게 수행하는 것이 아니다. 지금, 자신이 매우 중요한 일을 수행하고 있다는 것을 의식하면서 그 작업에 가치를 부여하는 것이다.

호흡으로 에너지 충전하기

이미지 요법을 시행하기 위해서는 나름의 에너지가 필요하다. 간단히 할 수 있는 날도 있고 다른 날과 다르게 어려운 날도 있을 것이다. 시행하려고 하면 할수록 잡념이 너무 많아져 에너지가 방전되는 경우도 있다. 그럴 때는 일단 상상하는 것을 멈추고 의식적으로 호흡을 가다듬어 보자.

기분이 가라앉은 상태에서는 기분을 안정시키기 위해서 의식적인 호흡법을 하는 것이 좋다. 의식적 호흡을 하는 것만으로도 순간적으로 의식을 돌리는 것이 가능해진다.

기본적으로는 숨을 들이쉴 때는 머릿속으로 '들이쉬어~'라고 하고, 내뱉을 때는 '뱉어~'라고 하기만 하면 된다.

또한 의식적인 상상은 에너지를 필요로 하는 데에 비해 의식적 호흡은 에너지를 만들어 준다. 의식적 호흡을 하면서 이번에는 내 몸의 주변에서 일어나고 있는 것을 생각해 본다. 당신이 감사해 할 수 있는 일이나 바람직한 것에 의식을 기울여 본다.

예를 들면 지금 자신이 앉아 있는 의자나 혹은 누워 있는 이불과 침대의 안락함, 집안에서 느껴지는 온도의 안락함, 우리를 둘러싼 자연의 아름다움 등을 의식하면서 편안하게 호흡해 본다.

그리고 에너지가 높아져 기분이 안정되었다면 다시 한번 자신이 원하는 결과를 상상해 본다. 몇 번을 반복해서 시행해 봐도 부정적인 방향으로 상상이 치우쳐 버리는 경우에는 그 부정적인 생각(예를 들면 '나의 병은 계속 안 좋은 방향으로 진행되고 있으므로 그 무엇을 해도 소용이 없다' 등)이 방해하고 있는 것이다. 그런 경우에는 그 불건전 사고를 건전 사고로 바꾸는 작업에 착수하는 것이 효과적이다.

에너지가 방전되어 버린 경우에는 상상하는 것을 멈추고 기분이 좋아졌을 때 다시 시행하는 것이 좋다.

그림 그리기 이미지 요법

"보호자도 한마음으로 그린다"

지금부터 시행하는 것은 자신이 그린 그림을 통해 속마음을 들여다보는 이미지 요법이다. 자기 자신의 병, 자기치유력, 치료에 대해 어떤 이미지를 가지고 있는지를 확인하는 데에 아주 효과적이다. 각각에 대해 품고 있는 이미지가 부정적인 것이라면 그것을 건전한 것으로 바꾸는 데에 도움이 된다. 또한 자신이 강화하고 싶은 것이 있다면 그것이 무엇이며 그것을 어떻게 강화하고 싶은지에 대해 구체적으로 이미지를 만드는 데에 도움이 된다.

고대로부터 인간은 치유의 과정에 상상력을 사용해 왔다. 동굴시대의 벽화를 보면 인간이 건강하게 생활하고 자손이 번성하도록 하는 기원을 담은 그림들이 그려져 있다. 고대 그리스의 의사 갈레노스(Claudios Galenos)는 암 치료에 이미지 요법이 효과적이라고 기술하고 있다. 또한 상상할 때는 다음의 세 가지가 중요하다고 하였다.

첫째, 병은 치유될 수 있는 것이라고 상상하고, 둘째, 자기치유력이 확실히 준비되어 있고 작용하고 있다는 것을 상상한다. 그리고 마지막으로 치료가 효과적으로 작용하고 있다는 것을 믿는다는 것이다.

그림을 그릴 때는 잘 그리든 아니면 잘 못 그리든 그것에 얽매이지 말아야 한다. 이 그림 그리기 이미지 요법은 그림 그리는 능력을 평가하기 위한 것도 아니고, 전시회에 출품하기 위한 것도 아니다. 오직 자신을 어떻게 파악하고 있는지를 알기 위한 도구일 뿐이다. 또한 이 그림 그리기는 '보다 좋은 이미지를 강화하기' 위한 의도로 시행한다.

그림 그리기 이미지 요법은 환자뿐만 아니라 보호자도 시행해야 한다. 보호자에게는 자신이 돌보고 있는 환자의 이미지를 그림으로 그리게 함으로써 자신이 어떤 생각으로 환자를 돌보고 있는지, 그리고 어떤 부분을 개선하고 강화해 나가야 하는지를 관찰하게 한다. 또한 환자와 보호자 사이에서 병이나 건강에 대한 인식의 차이가 생긴다면 그림을 통해 그것을 확인하고, 서로의 인식을 건전한 방향으로 조정하는 일이 필요하다. 병이 낫기 위해 노력하는 과정에서 적절한 때 이것을 수행하여 자기 자신을 되돌아보기를 바란다.

행복한 동행을 위한 네 번째 걸음 – 그림 그리기 이미지 요법

• 도화지 한 장과 크레파스 또는 색연필을 준비한다.

• 도화지에 좋아하는 색을 사용해 다음 네 가지 요소가 포함된 그림을 그린다. 올바른 그림이라는 것은 없으며, 잘 그릴 필요도 없다. 어렵게 생각하지 말고 직감적으로 자유롭게 그리면 된다.

환자의 경우 : 자기 자신의 이미지, 자기치유력의 이미지
치료의 이미지, 암의 이미지

보호자의 경우 : 환자의 이미지, 환자의 자기치유력 이미지
환자의 치료 이미지, 환자의 암 이미지

- 그림 그리는 시간 -

• 그림을 다 그렸다면 다음 사항을 확인해 본다.

– 자신의 이미지로 신체 전체를 그렸는가?

– 자신의 그림에 머리(얼굴)는 있는가? 있다면 표정은 있는가?
또한 어떤 표정을 하고 있는가?

– 자신의 그림에 팔뚝이나 손바닥은 있는가?

– 자신의 그림에 다리(발꿈치·발가락 포함)는 있는가?

– 암, 치유력, 치료의 힘의 관계(크기나 양, 색의 농도)는 어떤가?

– 암, 치유력, 치료의 위치 관계는 어떻게 되어 있는가?

– 어떤 색을 사용해서 그렸는가?

• 우선 자신의 그림을 보고 주치의가 된 기분으로 호기심을 가지고 다음의 것을 상세히 관찰한다. 다음의 내용은 어디까지나 가능성의 탐구이며 절

대적인 판단은 아니라는 것을 알려둔다.

– 자신의 이미지로 신체 전체를 그렸는가?

신체 전체를 그린 사람은 머리 부분(얼굴)에 표정이 있는지를 확인한다. 얼굴에 표정이 없다면 자신이 자신의 감성이나 감정을 대수롭지 않게 여기고 있는 것은 아닌지 생각한다. 표정이 있는 경우에는 어떤 표정을 하고 있는지도 살펴보아야 한다. 편안한 좋은 표정인지, 편안해 보이지 않는다면 무엇을 바꾸어야 표정이 좋아질 수 있는지 생각한다. 표정이 좋지 않다면, 아마도 암에 대한 부정적인 이미지가 자신의 표정을 어둡게 만들었을 것이다. 만일 그렇다면 그것은 암에 대한 이미지를 바꿀 기회이다. 지친 표정을 하고 있는 사람은 좀 더 편안하게 휴식을 취할 시간이 필요한 것이다. 또한 추상적인 그림을 그리는 사람들도 있으므로 신체 전체가 그려져 있지 않다고 해서 문제 될 것은 없다.

– 암, 치유력, 치료의 힘의 관계(크기나 양, 색의 농도)는 어떤가?

치유력이 암보다 크게 그려져 있거나 혹은 많이 또는 짙게 그려져 있다면 훌륭한 결과이다. 이와 달리 암을 치유력이나 치료보다 크거나 많고 짙게 그린 경우에는 자신의 치유력이나 치료에 자신이 없거나 불신감을 가지고 있는 경우일 수도 있다. 그런 경우에는 자신의 치유력이나 치료에 대한 이미지를 바꿀 필요가 있다. 치료가 자신에게 맞지 않는다고 생각된다면 받아들이는 법을 바꾸든지 치료 자체를 바꿔야 하는 기회이다.

– 암, 치유력, 치료의 위치 관계는 어떻게 되어 있는가?

치유력이나 치료가 암과 밀접하게 작용하고 있는지를 확인한다. 만일 치유력이나 치료가 암으로부터 떨어져 있는 경우의 그림이라면, 그것이 효과적으로 작용하고 있지 않다고 생각하고 있는 것이다. 그렇다면 그 이미지를 바로잡을 기회이다.

– 어떤 색을 사용해서 그렸는가?

색에는 다음과 같은 의미가 포함되어 있다. 이것 또한 절대적인 판단은 아니라는 것을 기억하자. 자신의 마음을 들여다볼 수 있는 하나의 방법이라고 생각하고 호기심을 가지고 관찰하자. 색을 통해 자기 자신, 암, 치유력, 치료에 대해서 가지고 있는 이미지를 알 수 있다.

빨간색 : 에너지, 활력, 주의를 자극하는 것, 분노

파란색 : 남성적인 힘

초록색 : 새로운 생명, 성장

검은색 : 힘(권력 등을 상징), 사악한 것, 미지의 것, 예지

노란색 : 지성, 치유, 에너지

오렌지색 : 주의를 자극하는 것, 치유

분홍색 : 여성적인 힘

보라색 : 특별, 고귀, 정신적인 것

회색 : 변모, 변화

갈색 : 합리, 이유, 완고함

【이미지의 그림 예시】 – 50대 남자, 폐암 환자 자신의 그림

상담을 시작할 때는 자신의 이미지에 대한 그림이 병을 앓고 있는 부분밖에 그려져 있지 않았다. 이것은 일상적 생활은 엄두도 낼 수 없을 만큼 암에 대한 생각으로 가득 차 있음을 나타낸다. 생명은 있으나 마치 살아 있지 않은 상태, 즉 삶의 질이 매우 낮은 것을 나타낸다. 암은 실제로는 한 군데밖에 남아 있지 않음에도 불구하고 두 개가 강하고 짙게 그려져 있다. 치유력이나 치료에 대해서도 별로 효과적으로 그려져 있지 않으며, 좌하부의 암세포는 제멋대로 퍼져 있는 상태를 그려 놓았다. 자신에게는 치유력이 남아 있지 않으며 치료도 효과적이지 않아 언젠가는 재발하겠지만 일단은 치료를 받고 있는 자세라는 것을 알 수 있다. 하지만 빌리프 워크를 통해 사고방식을 바꾸고, 자신에게는 원래 태어날 때부터 준비되어 있는 치유력이 있다는 것을 알게 되었다. 스스로 변화를 일으킬 수 있다는 점과 치료나 건강해지려는 노력도 적절하게 효과를 보고 있다는 것 또한 알게 되었다. 암은 본질적으로 약하고 불안정하며 혼란스러운 세포이기 때문에 공격은 하지 않는다는 것과 암이 꼭 재발하지는 않을 거라고 사고방식을 바꾸기 시작했다.

(그림1) 자기 자신의 이미지

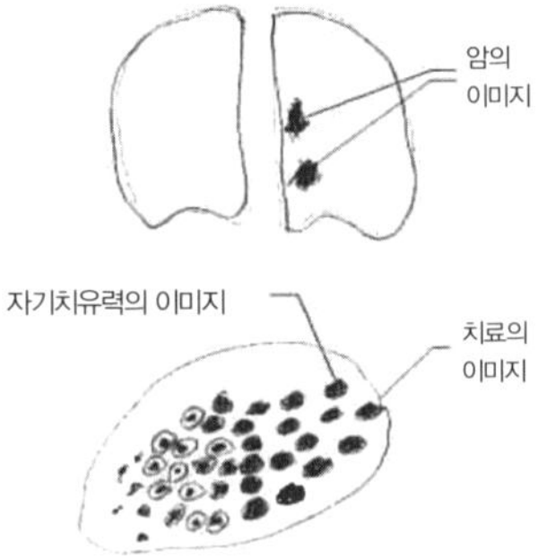

– 폐암 환자 자신의 한 달 후 그림 –

편견을 바꾼 결과 새로운 신념이 강화되어 이미지가 개선되었다. 암뿐만 아니라 '사람'으로서의 자신의 이미지가 확실하게 그려져 있고 치유력이나 치료에 관해서도 효과적으로 그려져 있다. 표정 또한 온화하며, 건강하게 땅에 발을 붙이고 있다. 알통은 건강의 상징이며 기력이 높아져 있다는 것을 엿볼 수 있다. 전체적으로 이미지가 개선되었음을 알 수 있다. 실제로 환자의 몸 상태가 좋아져서 산책이나 쇼핑 등을 할 수 있게 되었고 멋도 낼 수 있게 되었다. 그림에서 걱정되는 점이라면, 좋아하는 색을 사용해서 그림을 그리도록 하였음에도 불구하고 이전과 마찬가지로 검은색과 빨간색만을 사용하고 있는 점이다. 그것을 통해 사는 것에 대해 별로 재미를 느끼지 못하는 이미지라는 것을 엿볼 수 있다. 인생을 보다 즐겁게 지내는 방법을 찾다 보면 삶의 질은 더욱 높아지고 신체에도 좋은 영향을 미칠 수 있을 것이다. 단, 지금까지의 노력만으로도 좋은 평가를 받을 만하며, 자기 자신의 생활 리듬을 존중하는 것이 중요하다.

(그림2) 자기 자신의 이미지 〈1개월 후〉

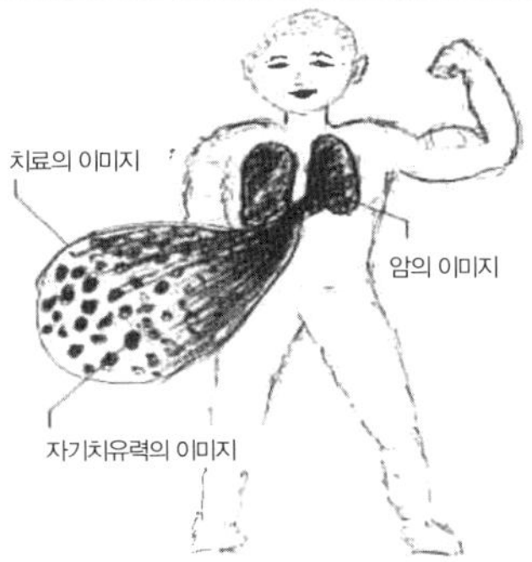

【이미지의 그림 예시】 – 50대 남자, 폐암 환자 딸의 그림

얼굴에서 표정을 찾을 수 없다는 것으로 그녀의 아버지가 무표정한 생활을 하고 있다는 것을 알 수 있다. 손발이 그려져 있지 않은 것은 필요(심리적 욕구)가 충족되지 못한다는 것이다. 바닥에 발이 붙어 있지 않다는 것은 나아가는 방향성이 정해져 있지 않다는 것을 상징하는데 그것에 대해 딸에게 물어보았다. 그녀는 "아빠는 이전에는 항상 일에만 몰두해 있었고 지금은 병(암)에만 몰두해 있어서 아버지의 인생은 없는 것처럼 보인다"라고 말했다. 가장 눈에 띄는 넥타이는 아버지의 상징으로 '일'을 나타내고 있다. 그녀의 아버지는 1년 365일을 쉼 없이 일만 했으며, 직장에서 밤을 보내야 하는 경우도 많았다. 자신만의 여유로운 시간을 가지는 것에 대해서는 '언젠가 시간이 생기면'이라고 미뤄 두는 가운데 수십 년이 흘러 버렸다는 것이다. 암세포와 자기치유력이나 치료와의 힘 관계를 보면 암은 잠들어 있기는 하지만 치료나 치유력보다 크게 그려져 있고 강함도 두드러지게 그려져 있다. 아버지의 그림보다는 긍정적인 이미지를 가지고 있기는 하지만 가족인 딸도 아버지의 병에 대해 절망적인 감정을 품고 있다는 것을 알 수 있다.

(그림3) 환자의 이미지 (딸)

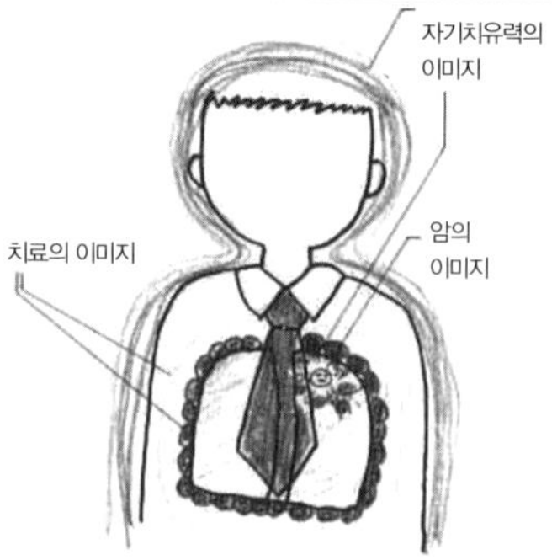

– 폐암 환자 딸의 한 달 후 그림 –

아버지(환자)의 표정도 그렸고 팔다리도 있는 '사람'으로 잘 그려져 있다. 또한 병은 어디까지나 아버지의 일부분일 뿐이며, 아버지 삶의 많은 부분을 차지하지 않는다고 그려져 있다. 병을 앓고 있는 부분에 대해서도 암을 작고 약하게 그렸다. 그리고 치유력이나 치료나 가족의 지원 등에 대해서는 효과적으로 작용하고 있음을 나타내고 있으며, 암을 눌러 찌부러뜨리고 있는 이미지를 그렸다. 아버지와의 관계도 어렵고 지배적인 것이 아니라 애정과 배려가 있는 관계로 변화해 있었다.

(그림4) 환자의 이미지 (딸) 〈1개월 후〉

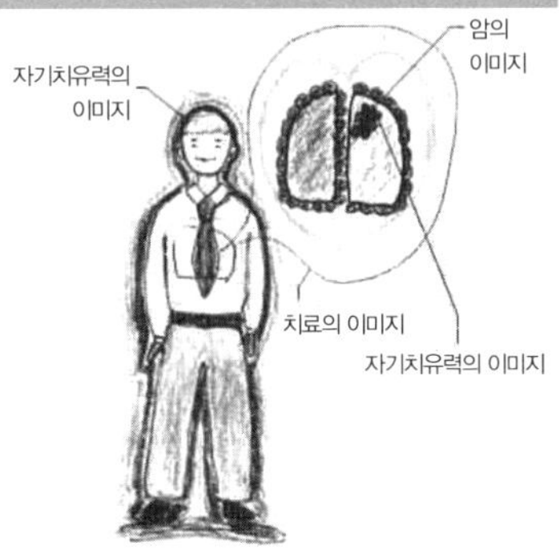

【이미지의 그림 예시】 – 50대 남자, 폐암 환자 아내의 그림

가족 세 명 가운데 가장 건전한 이미지의 그림을 그렸다. 방긋 웃고 있는 얼굴을 그렸고 치유력(폐의 노란색)이나 치료(태양과 광선)도 긍정적으로 활기차게 잘 그려져 있다. 하지만 남편(환자)이나 딸의 그림과 마찬가지로 손발을 그리지 않았고 병을 앓고 있는 폐가 강조되어 있다. 아내의 생각은, 일하는 사람으로서 남편이 지금까지 쌓아온 경력이 한순간에 무너져 내려 길이 막혀 있는 듯이 느껴진다는 것이다. 아내는 자신과 남편의 그림을 비교해 보고 자신이나 딸은 남편의 병이나 건강에 긍정적인 데에 반해 남편은 건강에 긍정적이지 않다는 걸 알게 되었다. 그런 점을 걱정하여 가족 간에 많은 대화를 하도록 하였다. 남편은 자신의 부정적인 생각이나 자세를 인정하고 그것을 개선해 가는 것의 중요성과 어려움을 가족에게 전했다. 또한 가족이 도와주는 것에 대해 폐를 끼친다는 마음이 있어 솔직하게 '좋다' '싫다'를 표현하기가 어려웠던 점에 대해서도 말하고, 때로는 자신에게 강요하는 면이 있다는 것에 대해서도 대화를 나누었다. 가족 간 의사소통이 제대로 이루어지지 않았는데 서로에 대해 이해할 수 있는 계기가 되었다.

(그림5) 환자의 이미지 (아내)

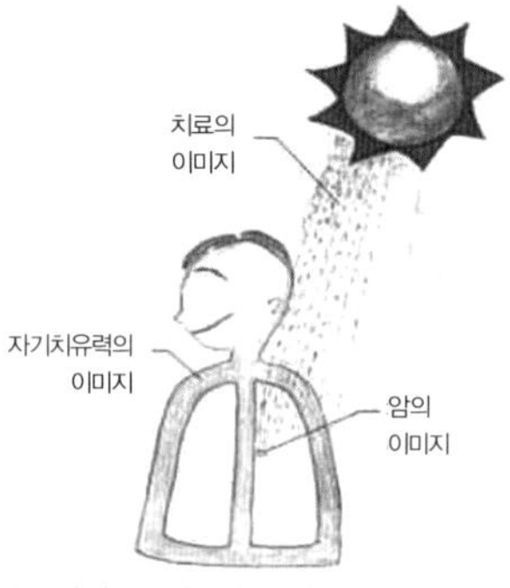

– 폐암 환자 아내의 한 달 후 그림 –

남편의 모습이 머리끝부터 발끝까지 모두가 만족스럽게 잘 그려져 있다. 폐나 암은 어디까지나 일부일 뿐이며, 남편의 전부가 아닌 것으로 잘 그려져 있다. 치유력이나 치료, 지원해 주는 가족의 모습도 잘 그려져 있다. 도움을 주고 지원해 주는 상징인 태양이 방긋 웃고 있다. 더욱이 생명력이 넘치는 빨간색을 주로 사용했다.

(그림6) 환자의 이미지 (아내) 〈1개월 후〉

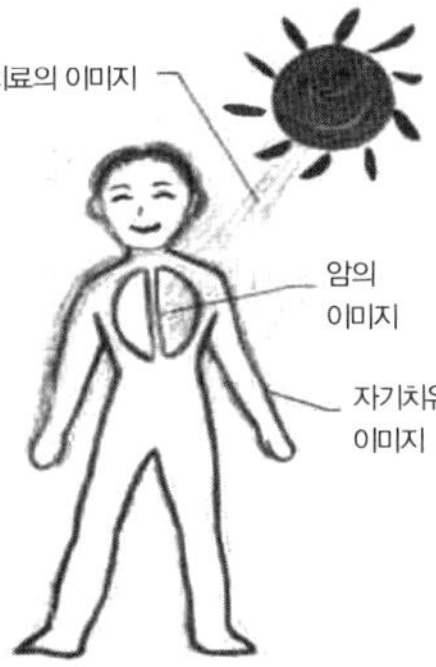

• 그렇다면 위의 그림을 참고해서 자신의 그림을 한 번 더 되돌아보자.
자신이 그린 그림에서 가장 마음에 드는 부분은 어디인가? 그리고 왜 마음에 드는가? 자신이 그린 그림에서 바꾸고 싶은 부분이 있는가? 있다면 그것은 어느 부분인가? 그리고 왜 바꾸고 싶은가?

치유의 길을 걷는 과정에서 정기적으로 그림 그리기 이미지 요법을 시행해봄으로써 그 시점에서의 자기 자신을 되돌아보고 건전한 부분은 더욱 강화하고 불건전한 부분은 개선될 수 있도록 노력해 보자.

5장

나를 살리는 내안의 힘, 신념

"나를 만드는 건 바로 나다"

눈에 보이지 않는 에너지

"보는 것이 믿는 게 아니라, 믿는 것이 보는 것이다"

과학기술의 발전과 함께 우리는 물질적인 것, 합리적인 것에만 눈을 빼앗긴다. 눈에 보이는 것, 물리적으로 증명 가능한 것만이 전부인 것으로 생각한다. 하지만 우주는 많은 부분에서 눈에 보이지 않는 작용이 이루어지고 있다. 그 우주의 예지가 인생의 다양한 장면에서 다양한 각도에서 우리를 지켜준다.

우리는 물질적인 존재임과 동시에 눈에는 보이지 않는 에너지의 존재이기도 하다. 물질도 에너지가 응축되어 눈에 보이는 모양으로 존재하지만, 우리는 이 보이는 것에만 주의를 기울이고 있는 것이다. 우리의 세계에서는 눈에 보이지 않는 에너지의 작용이 항상 일어나고 있다. 어떤 것이 원래 있어야 할 모습으로 존재하기 위해 그 에너지는 항상 밸런스를 맞추려고 작용하고 있다.

일찍이 아인슈타인(Albert Einstein)은 '우주에는 의지가 있다'고 표현했는데 그 에너지의 작용을 의지라고 해도 좋을 듯하다. 종교에서는 '신의 작용'이라고 부르고, 동양에서 말하는 '기'도 그 작용이라고 할 수 있다. 이 보이지 않는 작용에 대해 신뢰하지 않는다면 불안이나 공포에 휩싸이게 될 것이고, 이 예지를 신뢰하고 자기 자신을 맡길 수 있다면 마음에 평안이나 치유가 찾아온다.

신뢰가 깊어지면 충성이 된다. 병에서 완치된 많은 사람들은 신뢰가 인간을 구한다고 말한다. 그리스도는 대표적인 치유자로 알려져 있는데 "내가 당신을 치유한 것이 아니라, 당신의 충성과 믿는 마음이 당신을 치유한 것이다"라고 확실히 말하고 있다.

내가 처음 '기공'을 체험했을 때 만난 기공사도 같은 이야기를 했다. 그 기공을 소개하는 모임 자리에는 심한 측만증을 앓고 있는 열네 살의 여자아이와 그 아이의 어머니가 함께 참가했다. 어머니는 "지금까지 여러 치료를 시도해 보았지만 효과를 보지 못해, 이제 남은 것이라고는 외과적 수술뿐"이라고 말했다. 그런데 그 수술마저도 성공률이 50퍼센트밖에 되지 않을 뿐만 아니라 만약 실패하게 되면 반신불수가 될 수도 있는 위험을 안고 있다고 했다. 이러지도 저러지도 못하는 상황에서 지푸라기라도 잡는 심정으로 기공 모임에 참석했다며 눈물을 흘리면서 이야기했다.

기공사는 "안심하세요"라고 말한 뒤 여자아이의 앞에 앉아 손을 올리고 기를 보내기 시작했다. 그리고 십 분 정도 지난 뒤였다. 아이의 등이 갑자기 경련을 일으키더니 등이 똑바로 펴졌다. 여기저기서 감탄사가 쏟아졌다.

기공을 체험하는 무대에 오른 몇몇 사람은 나의 권유로 모임에 참가한 사람들이므로, 기를 행하는 행위가 거짓이 아니라는 것은 명확한 사실이었다. 그때 기공사가 전한 말은 매우 인상적이었다.

"지금 이곳에서 이루어지고 있는 현상을 보면 마치 제가 특별한 힘을 가지고 있는, 특별한 인물인 것처럼 보이겠지만 결코 그렇지 않습니다. 여러분 개개인 모두에게는 자신의 안에 자기 자신을 낫게 하는 확실한 힘을 가지고 있습니다. 지금 저는 잠들어 있는 치유력을 깨우는 데 약간의 도움을 준 것뿐입니다. 그러므로 치유하고 있는 것은 제가 아니라 당신 자신입니다. 앞으로도 자기 자신에게 솔직해지고 계속해서 스스로의 힘을 믿는 것이 중요합니다. 자신의 힘을 믿을 수 없게 되면 등은 다시 굽을 것입니다. 그리고 당신이 자기 자신을, 그리고 이 자연의 위대한 힘을 믿는다면 당신은 항상 나을 겁니다."

이 기공사와 소녀의 장면을 통해 보는 것이 믿는 것이 아니라 믿는 것이 보는 것이라는 가르침을 받았다.

우리는 일상생활 중에 여러 가지를 믿으며 살고 있다. 무엇을 어떻게 믿고 신뢰하는지가 우리의 인생에 큰 영향을 주고 있다.

두려움의 반대는 신뢰

"우리를 둘러싼 것에 대한 신뢰감이 우리를 구원한다"

예전에 로스앤젤레스에서 해상구조대원으로 이름이 알려진 인물을 촬영할 기회가 있었다. 그 인물은 큰 파도에 삼켜지는 서퍼를 포함하여 바다에서 위험한 상태에 있는 사람들을 찾아내고 구하는 일을 하고 있었다. 그리고 미 해군 병사들에게 정기적으로 해상구조를 지도하고 있었다. 그런데 놀라운 점은 이 인물이 여성이며 '싱글맘'이었다는 것이다. 숀이라는 이름의 이 여성은 구조대원은 억셀 것이라는 편견과는 다른 외모를 지니고 있었다. 긴 생머리의 금발에 두드러진 콧날, 곡선이 아름다운 체형이었으며, 평온한 말투에서는 모성이 넘쳐흘렀다.

"당신과 같은 여성이 이런 위험한 일을 한다는 게 저로서는 잘 믿어지지 않습니다. 사고나 죽음이 두렵지 않습니까?"

촬영을 준비하면서 그녀에게 물어보았다. 그러자 그녀가 얼굴에 미소를 보이며 온화한 말투로 이렇게 대답했다.

"구조할 때는 항상 죽음을 의식합니다. 구조하러 바다에 나갔다가 큰 파도에 휩쓸려 위아래도 분간할 수 없게 되고 의식이 멀어지는 경우도 있습니다. 하지만 그럴 때는 '엄마인 자연'에게 모든 것을 맡겨 버립니다. 반항하지 않고 '뜻대로 하소서'라는 마음으로 모든 것에서 손을 놓고 자연에게 맡깁니다. 그러면 엄마인 자연은 나를 확실히 지켜서 해안까지 옮겨다 줍니다. 항상 그렇습니다. 많은 남자들은 자신이 스스로 조율하지 않으면 안 된다고 생각하여 온몸의 힘을 다해 철저하게 저항하지만 그렇게 하면 할수록 공포에 사로잡혀 큰 사고로 이어질 수도 있습니다. 나는 여성이고 그들만큼 저항할 힘도 기운도 부족하기 때문에 아무래도 이런 방법이 좋은 것 같습니다."

장난스럽게 윙크하며 대화를 마무리하더니 그녀는 촬영 시작을 알리는 무선 신호와 함께 바다를 향해 나아갔다. 상냥하고 강하고 늠름한 영혼이 엄마인 자연의 품으로 날아들었다.

그녀의 이야기처럼 자신을 둘러싼 것에 대한 신뢰감이라는 것이 아무래도 우리를 구하는 열쇠인 것 같다. '신뢰'는 것은 무언가를 믿고 맡기는 것, 그로 인해 자기 자신이 평안함과 온화함을 느낄 수 있는 상태이다. 즉 두려움의 반대가 바로 '신뢰'다.

인간에게 있어 가장 문제가 되는 감정은 두려움이다. 그리고 이런 두려움을 없앨 수 있는 가장 좋은 방법이 신뢰를 키우는 것이다. 자신이 품고 있는 신뢰감, 충성심이 얼마만큼 자신을 건강하게 만드는 데에 도움이 되는지를 알아야 한다.

신뢰감을 키우기 위한 가장 효과적인 방법은 '우리에게 필요한 도움은 항상 주어져 있다'는 신념을 가지는 것이다. 우리가 살아가는 동안 가장 중요한 순간을 만났을 때, 혹은 중요한 일에 맞닥뜨렸을 때 반드시 도움을 얻을 수 있다고 믿는 것이다.

이것은 당신이 원하는 모습의 도움은 아닐 수도 있다. 그러나 당신에게 꼭 필요한 도움이라는 것을 알아야 한다. 반드시 생각대로, 마음먹은 대로 된다고는 할 수 없지만 '모든 것이 잘 되어 가고 있다'고 믿는 것이 가장 중요하다.

건전한 신념 만들기

다음은 인생을 사는 동안 우리에게 중요한 핵심이 되는 일곱 가지의 '기본 신념'에 관한 것이다.

첫째, 이 우주의 관념에 대한 신념이고, 둘째, 인간의 본성에 대한 신념이며, 셋째, 생명에 대한 신념이다. 그리고 넷째, 죽음에 관한 신념이고, 다섯째, 건강과 행복에 대한 신념이며, 여섯째, 별, 고뇌, 고난에 관한 신념이다. 그리고 마지막 일곱째는 인생의 목적이나 운명에 관한 신념이다.

이런 인생의 기반이 되는 중요한 신념은 보통 '기본 신념'이라고 불릴 수도 있고 '철학적 신념' '종교적 신념'으로 불리기도 할 것이다.

하지만 중요한 것은 그것이 어떤 정의에 포함되는지가 아니라, 그 신념이 자기 자신의 삶에 얼마나 건전하게 작용하는가이다.

일곱 가지 기본 신념이 자신의 삶에 건전하게 작용한다면 인생에 안심과 온화함이 찾아온다. 하지만 자신의 삶에 불건전하게 작용한다면 스트레스를 받게 되고 부정적 감정이나 고통, 신체적인 아픔이 찾아온다.

자신의 영성에 관한 신념, 영혼에 대한 신념, 종교적 신념이 불건전하더라도 그것을 건전한 것으로 바꾸는 것은 가능하다.

내 안에 사는 현명한 의사

"내 안의 목소리는 우연이 아니라 예지이다"

하루하루 신뢰감을 키우고, 자신의 예지와 우주의 예지와의 연결을 의식하고 강화하며 지내면 건강한 삶을 영위할 수 있다.

눈에는 보이지 않지만 예지의 작용으로 안으로부터 오는 것을 우리는 보통 '직감', '무의식', '잠재의식', '제6의 감각', '예감' 등으로 표현한다. 또한 밖으로부터의 작용을 '자연의 섭리', '신의 보이지 않는 손', '의미 있는 우연', '공시성', '우주의 힘', '수호신', '조상의 혼' 등의 단어로 표현한다.

위대한 의사 슈바이처는 "우리 모두의 몸 안에는 현명한 의사가 살고 있으며 그 의사는 무엇을 하면 좋은지 알고 있다"라고 말했다. 아인슈타인이 언급한 '우주의 의지'도 예지와 같은 의미다.

일상을 쫓기듯 살고 있는 우리는 이 예지를 의식하는 경우가 매우 드물다. 특히 문명이 점점 발달하고 물질주의 우선 시대에 살고 있는 우리에게는 눈에 보이지 않는 힘은 소홀하게 느껴지고 그것에 관해 다루거나 이야기하는 것을 터부시하고 있다.

하지만 이 눈에 보이지 않는 예지에는 우리의 인생을 풍요롭게 하는 힌트가 숨어 있다. 세계의 위대한 발명 가운데 많은 부분이 이런 예지에 의한 것이라는 것은 잘 알려진 사실이다. 어느 물리학자의 경우에는 꿈속에서 떠오른 방정식이 자신이 오랫동안 구해 왔던 답인 경우도 있었다.

또한 병에 대해서는 이 예지가 건강으로 가는 열쇠라고 할 수 있다. 예를 들어 어떤 사람이 그냥 건강진단을 받아 보자는 생각에 병원을 찾았다가 종양이 발견되었다거나, 서점을 방문해 읽던 책에서 우연히 발견한 '요법'대로 노력했더니 효과가 있었다는 등의 경우이다.

말기 췌장암의 40대 여성

자신의 생일 일주일 전에 췌장암 진단을 받은 어느 40대 여성에 대한 이야기이다. 그리고 주치의로부터 자신에게 남은 시간이 두 달 정도라는 말을 들었다. 그녀는 절망감과 허무감에 괴로워하면서 입원생활을 하게 되었다. 그러던 어느 날, 자신의 생일 한밤중에 그녀는 아무도 없는 병실에서 어떤 기운을 느꼈다. 누군가 침대 옆으로 와서 자신을 부드럽게 감싸주는 체험을 한 것이다. 그녀는 곧바로 그것이 생전에 자신을 너무나 사랑해 주었던 아버지의 영혼이라는 것을 직감했다. 그 이후 그녀는 병에 대한 공포심이 옅어지고 깊은 안락함과 평온이 찾아와 '괜찮다. 모든 것이 다 잘 될 거야'라는 확신을 가질 수 있었다. 이것은 결코 '죽지 않는다'는 것이 아니라 어떤 일이 일어나도 괜찮다는 것이다. 그때부터 그녀는 자기 자신의 삶에 충실하게 되었다. 결코 무리하지 않고 하고 싶다고 생각하는 것, 마음이 가는 것에 몰두하게 되었다.

그녀는 햇볕이 피부에 나쁜 영향을 미친다고 생각해 늘 햇볕을 피해 왔다. 하지만 퇴원 후에는 햇볕을 쬐고 나면 기분이 좋아졌고, 특히 아침 햇살에 몸을 맡기고 있으면 자기 자신이 치유되고 있는 기분을 느꼈다. 별로 좋아하지 않던 토마토도 신체의 필요에 따라 먹게 되었는데 먹을 때마다 자신이 건강해지고 있다는 것을 느낄 수 있었다. 그녀 안의 예지가 이런 메시지를 보낸다는 것이다.

암 진단을 받고 반 년 이상 지난 지금도 그녀는 두 달밖에 살 수 없다고 한 의사의 말이 무색하게 건강하게 잘 생활하고 있다. 실제로 종양 수치도 점점 내려가 정상치에 가까워지고 있다.

사랑하는 남편, 그리고 아들과의 관계도 크게 개선되었다. 열두 살 아들은 원래 의젓한 성격이었지만 엄마가 암 진단을 받았다는 것을 알게 된 이후 집안에 틀어박혀 학교 가는 것을 거부하고 있었다. 하지만 엄마의 병을 통해 그 의미를 가족 모두가 탐구하게 되면서 용기를 가지게 되었다. 학교에도 적극적으로 다녔고 예전보다 친구도 늘었으며, 엄마가 시무룩해 있으면 엄마의 기분을 풀어줄 줄도 알게 되었다. 처음에는 학교생활을 재미없어하고 일주일에 한 번 이루어지는 카운슬링을 유일한 낙으로 삼던 아들이었다. 조퇴하면서까지 카운슬링을 찾던 그녀의 아들은 지금은 즐거운 나날을 보내고 있다.

그녀의 아들은 할아버지의 영혼이 자기의 가족을 지켜주고 있다는 것을 감각적으로 느낀다고 한다. 실제로 드라이브를 하던 중에 "이 길, 예전에 할아버지와 많이 다녔는데"라고 말하는 순간 갑자기 와이퍼가 움직이는 일이 있었다. 또 게임센터에 놀러 간 아들이 게임을 하면서 "예전에 할아버지가 이곳에 많이 데려와 주셨는데"라고 말하는 순간 갑자기 누르지도 않은 버튼이 멋대로 움직여 그가 원하던 커다란 인형을 얻는 일도 있었다. 이렇듯 우연이라고만은 할 수 없는 많은 사건이 있었던 것이다.

이런 사건을 통해 그녀의 가족은 보이지 않는 어떤 힘이 자신들을 지켜주고 있으므로 '괜찮다'라는 신뢰감을 가진 듯하다. 자기 자신이나 세상에서 일어나고 있는 일 모두를 신뢰하고 맡기는 것은 우리의 에너지나 삶의 질을 높이는 데에 많은 도움이 된다.

신념으로 암을 고친 세 가지 사례

"이것이다! 라는 확신이 들 때 마음에 울림이 인다"

전립선암에서 폐 전이를 일으켜 남은 기간이 몇 개월뿐이라는 시한부 선고를 받은 60대 남성은 기존 요법으로는 더 이상 시행할 수 있는 방법이 없었다. 그래서 면역요법, 온열요법, 해독요법 등 자연요법을 시도하는 나의 지인인 의사를 찾아가 여러 가지 조언을 받았다. 하지만 그는 의사가 자신감을 가지고 권한 몇 가지 치료법을 거부하고 결국 아무런 치료도 받지 않은 채 진료실을 떠났다. 의사는 "가능성은 충분히 있는데 유감이다. 아무것도 하지 않는다면 몇 개월밖에 살 수가 없을 텐데" 하고 안타까워했다.

약 두 달 후 그가 다시 그 의사를 찾아왔다. 검사를 진행해 보니 그의 몸 안에 있던 암이 사라지고 없었다. 의사가 그에게 대체 어떤 치료를 한 것이냐고 묻자 그는 특별히 어떤 치료를 받지는 않았고 매일 우엉을 먹었다고 대답했다. 의사에게 처음 진단을 받던 날, 의사와 이것저것에 대해 대화를 나누던 중에 그로부터 "우엉에는 항암작용이 있다"는 말을 들었다고 한다. 그리고 그 순간 '이것이다!'라는 흔들림 없는 확신을 얻었다고 한다.

그는 병원에서 나와 집에 돌아오자마자 아내에게 매일 채소가게에 가서 우엉을 있는 대로 사 와 요리를 해달라고 부탁했다. 그리고 끼니마다 산처럼 쌓아놓고 우엉을 요리해 먹었다. 그는 강한 신념과 함께 독자적인 식사법을 통해 훌륭하게 암을 없애버렸다.

이 경우는 의사가 권하는 치료가 아무리 합리적이고 효과가 기대된다고 해도 치료를 받고자 하는 본인에게는 울림이 없었다는 것이다. 오히려 아무리 항암작용이 있다 해도 의사의 눈으로 보면 도저히 불가능하다고 생각된 '우엉'이 그에게 울림을 준 것이다.

여기에서 주의해야 할 점은 무조건 우엉요법을 시작하라는 것이 아니다. 또한 그 의사가 암치료법을 우엉요법으로 바꾼 것도 아니다. 여기에서 중요한 점은 자신에게 갑자기 다가오는, 또는 마음에 울림을 주는 것을 찾아내어 진심으로 그것에 몰두하라는 것이다. 그가 매일 우엉을 먹고 암이 없어졌다는 것은 본인의 안에서 끓어오르는 메시지를 믿고 진심으로 몰두한 결과이다.

신앙심으로 대장암을 극복한 50대 여성

살 수 있는 기간이 두 달이라는 진단을 받은 말기 대장암 환자인

50대 여성은 종합의료시설의 의사가 자신감을 가지고 자신에게 권한 치료를 모두 거절했다. 그녀의 거절 이유는 이러했다.

"제가 선생님의 치료를 받는다면 아마도 암을 극복할 수 있을지도 모릅니다. 하지만 나는 이번에 암 진단을 받으면서 인간의 생명에는 한계가 있다는 것을 알았습니다. 그리고 신앙을 통해 인간의 영혼은 영원하다는 것도 알았습니다. 암의 경우이든 아니든, 아무튼 한계가 있는 목숨이라면 그 한정된 시간을 투병에 소비하고 싶지 않습니다. 아주 짧은 순간이더라도 내 남은 시간을 사랑하는 아이들과 즐겁게 보내고 싶습니다. 그래서 저는 입원도 치료도 하지 않겠습니다."

이 말을 들은 의사는 "그렇다면 우리가 할 수 있는 일은 당신을 위해 기도하는 것뿐이군요"라고 말하고 그녀와의 면담을 끝냈다.

그로부터 5년이 지난 어느 날, 그녀가 건강한 모습으로 병원을 찾았다. 검사를 받기 위해서였다. 의사는 검사 결과를 운운하기에 앞서 그녀가 5년이 지난 시점에 이렇게 건강한 모습으로 병원을 찾은 것 자체를 믿을 수가 없었다. 그리고 검사 결과 그녀의 신체에서는 암이 사라지고 없었다. 의사가 무언가 특별한 치료를 받았는지에 대해 묻자 그녀는 이렇게 대답했다.

"아니요, 아무런 치료도 받지 않았습니다. 언젠가는 죽음을 맞이하더라도 행복할 수 있도록 하루하루를 열심히, 사랑하는 아이들과 풍요롭게 지냈을 뿐입니다."

그녀는 신앙심이 두터운 사람이었기에 이 세상이나 신에 대한 신뢰감이 높았고 그 신뢰감이 그녀를 치유한 것이다. 그녀는 언제 죽음을 맞이하더라도 좋다는 마음의 준비가 되어 있었기 때문에 그 이후에도 평온하게 살 수 있었다.

행복한 죽음을 맞이한 췌장암 환자

췌장암을 앓는 72세 아버지의 보호자로서 30대의 한 여성이 사이먼턴 요법에 참석했다. 그녀가 의료진에게 요구한 것은 아버지의 암을 낫게 하는 것이 아니라 아버지에게 인간답게 사는 삶을 되돌려주고 싶다는 거였다.

그녀의 아버지는 암 진단을 받은 후 절망에 가득 찬 괴로운 삶을 살고 있었다. 의사를 원망하고, 우울감 때문에 폐인처럼 지냈다. 식사도 불충분하고 가족과의 대화도 제대로 이루어지지 않는 상태였다.

나는 그녀 가족의 의사에 따라 그녀와 그녀의 어머니, 그리고 형제를 포함해 가족 모두의 카운슬링을 시도했다. 처음에는 죽은 물고기와 같은 눈으로 절망감에 눈물 흘리던 그녀의 아버지가 두 번째의 카운슬링에서는 "선생님, 기다리고 있었습니다!"라며 건강한 모습으로 나를 맞아 주었다. 그리고는 과제로 내준 그림을 활기차게 설명하기 시작했는데, 그 과제를 계기로 산책 도중에 만난 개들을 그리게 된 것이다.

그녀의 가족은 이 상황에 대해 기적이라고 표현했다. 아버지가 건강을 되찾은 것에 대해 기적이라고 말한 것이 아니라, 논리적이고 고지식한 성격인 아버지가 동물에 흥미를 가지고 그림을 그리게 되었다는 것이 기적이라는 것이다.

그러던 중 그는 그림을 그리다가 개에 대한 호기심이 일었다. 그리고 있는 개의 견종이 무엇인지, 어떻게 기르는지, 어떤 습성이 있는지 궁금해졌고, 궁금증을 풀기 위해 책을 보기 시작했다. 호기심과 집중력은 그의 삶을 밀도를 높였고, 더불어 식사도 늘었다. 또한 개를 만나기 위해 늘 산책도 했다.

마지막 카운슬링을 하던 날, 그녀의 아버지는 가족 모두에게 이렇게 말했다.

“나는 괜찮다. 그러니 가족 누구도 걱정하지 말아라. 괜찮다는 것이 병이 나아서 건강해진다는 뜻은 아니다. 나는 아마도 곧 죽을 것이다. 왠지 그럴 것 같다. 하지만 그렇더라도 그것이 끝이 아니라는 것 또한 안다. 그리고 그것을 다른 사람들은 모른다는 것도 안다. 하지만 괜찮으니 안심해라. 내가 살게 되든 아니면 죽게 되든 상관없이 중요한 것은 지금 이 순간이고, 가족이 이렇게 모여서 서로를 생각하며 대화를 나누고 있다는 것이다. 미래가 어떻게 되든 상관없이 지금 이 순간이 중요하고 그것이 전부이다. 내 마음을 알 수 있는가? 아마 모를 거야.”

가족 모두의 눈에서 눈물이 떨어졌다. 아버지의 신념을 확인할 수 있었을 것이다. 몇 달 후 그녀의 아버지는 죽었고, 1년 정도 지난 뒤에 그녀로부터 카드가 왔다.

"우리도 아버지도 전보다 훨씬 깊이, 긍정적으로, 건강하게 지내고 있습니다."

아버지와의 관계가 생전보다 좋아졌고 아버지의 영혼이 가족 모두에게 예지가 되어 인생에 풍요로움을 가져다주고 있다는 것을 엿볼 수 있었다.

예지의 작용을 믿어라

과거를 되돌아보면, 많은 부분에서 내면의 울림, 예지의 힘이 주는 도움을 받아 왔다는 사실을 깨닫는다. 예지를 경험한 체험에서 공통적으로 알 수 있는 점은 이치에 맞지 않는다고 하더라도 '틀림없다'는 확신을 가질 수 있다는 것이다. 그리고 그 예지대로 따르면 반드시 좋은 방향으로 일이 흘러간다는 것이다.

예지는 우리들이 자기 자신다울 수 있도록, 즉 우리의 밸런스를 맞추기 위해 다양한 작용을 한다. 하지만 긍정적인 변화가 일어나지 않는 경우에는 부정적인 형태로 나타나는 경우가 있다. 병 자체도 예지의 작용이라고 할 수 있다. 예지라는 것이 잘 와 닿지 않는 사람이라면 우선 그것을 의식하고 마음을 열어 생활해 보는 것부터 시작해 보자.

우리가 바라는 어떤 것이 바라는 모양이나 바라는 순간에 얻어지지는 않더라도 예지는 항상 우리에게 필요한 것을 필요한 형태와 필요한 순간에 준다. 중요한 것은 마음을 열고 '도움이 필요한 순간에 확실하게 다가온다'라는 것을 믿는 것이다. 예지의 작용을 믿고 그것에 자신을 맡기며 늘 몸과 마음을 편안하게 지내는 것이 중요하다.

몸과 마음을 편안하게 하기 위해서는 자기 자신에게 기쁨을 주는 것에 몰두하거나 명상하는 것이 효과적이다. 긴장 상태에 있을 때는 예지의 작용을 느끼기 어려워진다.

예지와의 연결을 강화하는 데 중요한 것은 우선 그것의 작용이 있다는 것을 일상적으로 의식하고 문제에 직면했을 때는 대답이나 도움을 구해 보는 것이다. 생각지도 못한 곳에서 대답이 얻어질지도 모른다. 그리고 그 대답을 체험을 했다면 그것을 행동으로 옮겨 보자. 반드시 좋은 결과를 얻을 수 있을 것이다.

내면의 기쁨을 위한 명상 ❸ – 예지의 신비를 만나는 시간

이 명상은 눈에는 보이지 않는 커다란 작용, 예지가 우리의 안팎에 이미 존재하고 있다는 것에 대해 눈을 뜨기 위함이다. 우리의 안팎에 존재하고 있는 예지를 느끼고 그 위대함에 가깝게 다가감으로써 암에서 회복되는 길을 헤매지 않고 찾을 수 있도록 도움을 준다.

가능한 한 마음이 편한 자세를 취하고 가볍게 눈을 감아 주세요.
그리고 서서히 이완해 봅니다.
평상시보다 천천히, 길게 심호흡합니다.
코로 들이쉬고 입으로 내쉽니다.
들이쉴 때 머릿속으로 '들이쉬어-'라고 말해 보세요.
또한 내쉴 때 머릿속으로 '내쉬어-'라고 말해 보세요.
완전히 내쉬었을 때 살짝 자기 자신에게 미소 지어 보세요.
심호흡을 할 때마다 신체가 점점 편안해집니다.
들이쉴 때 우주가 많은 새로운 좋은 에너지를 당신 안에 불어넣습니다.
그리고 내쉴 때는 우주가 당신 안의 낡아진 것, 내뱉고 싶은 것 모두를 빨아들여 줍니다.
지금 이 순간, 당신은 우주와 함께 호흡하고 있습니다.
지금 이 순간, 호흡과 함께 당신은 새로운 당신으로 다시 태어나고 있습니다.
평상시보다 천천히, 길게 심호흡하면서 지금 당신이 있는 장소가 안전한 곳이고 누군가가 지켜주는 아주 기분 좋은 장소라는 것을 상상해 주세요.
그곳은 당신이 과거에 방문했던 적이 있는 장소일 수도 있습니다.
또는 상상 속에만 존재하는 장소일 수도 있습니다.
어느 쪽이든 상관없이 그곳은 안전하고 누군가가 지켜주는 아주 기분 좋은 곳입니다.
잠시 그 장소에 머물러 주세요.

1, 2분 정도 간격을 둡니다.

그러면 지금, 하늘 가득 별이 빛나고 구름 한 점 없는 투명한 밤하늘 아래에 있는 것을 상상해 주세요.
수많은 별이 흩어져 있습니다. 우리의 우주입니다.
그리고 이 위대한 우주의, 수많은 별들 중에 우리의 별 '지구'를 의식해 주세요.
지구는 어떻게 그 생명을 영위하고 있는 것일까요?
완벽한 각도로 지축을 기울이고 완벽한 속도로 자전하면서 완벽한 거리를 태양으로부터 유지하여 그 주변을 돌고 있습니다. 우리가 전혀 의식하지 않는 부분에서 지금, 이 순간, 우리가 여기에 존재할 수 있는 완벽한 조건을 만들어 주고 있습니다.
이 지구의 밸런스, 조화, 질서, 예지를 칭송하세요.
다음으로 태양계의 그 외의 혹성을 의식해 주세요.
수성, 화성, 금성, 토성, 각각의 별이 절묘한 거리와 타이밍을 가지고 이 우주 공간에 존재하고 있습니다. 우리가 지금, 이 순간, 여기에 존재할 수 있는 완벽한 조건을 만들어 주고 있습니다.
이 태양계의 밸런스, 조화, 질서, 예지를 칭송하세요.
그리고 한 번 더 우리의 별, 지구를 밖에서 바라봐 주세요. 그 아름다운 푸르름을, 투명하고 깨끗한 물을 상상해 주세요.
물은 어떻게 정화되어 재생되는 것일까요? 물이 증발해서 구름이 됩니다. 바람이 불고 구름이 흘러갑니다. 산에 비가 내리고 물을 모아 강으로 흘려보냅니다. 그 물은 또 바다로 돌아가 증발해서 구름이 됩니다. 몇천 년, 몇억 년이나 이 물의 정화 재생이 반복되고 있습니다.
물의 예지를 칭송하세요.
공기를 의식해 봅니다.공기는 어떻게 정화되어 재생되고 있는 것일까요? 식물이 이산화탄소를 빨아들이고 산소를 내뱉습니다. 동물이 산소를 빨아들이고 이산화탄소를 내뱉습니다.
이 밸런스, 조화, 질서, 예지를 칭송하세요.
그러면 지금 우리의 주변에 있는 다양한 예지를 상상해 주세요.
작은 씨앗에서 큰 나무로 성장하는 그 예지를 느껴 주세요.
모든 예지가 단 하나의 작은 씨앗에 머물고 있습니다. 작은 어린 개미에게도 예지가 머물고 있습니다. 그렇게 작은 어린 개미들이 효과적으로 상호작용을 하고 있습니다. 아주 복잡한 집단을 형성하여 생명의 실을 짜고 있습니다.
모든 예지가 작은 어린 개미에게 머물고 있습니다.
그리고 우리가 지금, 이 순간, 여기에 존재할 수 있는 완벽한 조건을 만들어 내고 있습니다.
만물에 예지가 머물고 있습니다.

만물에 머무는 예지를 칭송하세요.
삼라만상을 칭송하세요.

그러면 지금, 당신의 생명의 탄생에 대한 신비로움을 상상해 주세요. 두 개의 세포가 수정되어 하나가 되고 당신이 당신으로서 존재하는 예지가 머뭅니다. 당신이 당신이기 위한 모든 예지, 당신의 선조의 그리고 인류의 선조의 모든 예지가 하나의 작은 세포에 머물고 있습니다.
하나의 세포가 둘로 분열됩니다.
그리고 세포가 두 개로 분열되어도 그 하나하나에 확실히 하나씩 당신이 당신이기 위한 예지가 머물고 있습니다.그러므로 그들 세포에 이야기를 걸어 보세요.
좋은 일을 해주세요. 항상 훌륭한 일을 해주세요.
당신의 신체 안의 세포 하나하나에 예지가 머물고, 당신에게 치유를 가져다주는 것을 떠올려 주세요.
분열된 세포는 장기를 만들고 시스템을 만들고, 이윽고 어머니의 양수 안에 기분 좋게 머뭅니다. 안전하고 누군가가 지켜주는 아주 기분 좋은 곳입니다.
이윽고 때가 되어 당신은 어머니의 예지에 따라 어머니의 양수의 바다로부터 이 바깥세상, 공기의 바다, 예지의 바다에 태어납니다.

우리의 세포 하나하나에 머물고 있는 예지와 마찬가지로, 우리의 주변에 많은 예지가 머물며 당신을 지켜보고 있습니다.
문제에 직면했을 때는 이 예지에게 도움을 구해 보세요. 그리고 당신에게 확실히 와 닿는 방법으로 그 예지에게 말을 걸어 보세요.
당신의 선조의 예지에게 말을 걸어 보세요.
어떤 형태이든, 이미 당신의 예지가 당신을 도와주고 있다는 것을 느껴 주세요. 당신을 확실히 보살피고 있다는 것을 느껴 주세요.
당신이 알고 싶은 것, 의문이 있다면 그 예지에 물어봐 주세요.
건강해지기 위해서는 어떻게 하면 좋을까요?
보다 나은 생활을 하기 위해서는 어떻게 하면 좋을까요?
가족과의 관계를 어떻게 하면 좋을까요?
내가 하고 있는 일은 어떻게 하면 좋을까요?나의 경제적인 문제는 어떻게 하면 좋을까요?
너무 큰 질문도, 너무 작은 질문도 없습니다. 당신에게 있어서 중요한 질문을 던져 주세요. 도움을 구하세요.
그리고 고요함 속에서 당신의 마음을 열고 대답을 기다려 주세요.
그리고 잠시 고요함 속에 몸을 맡겨 봅니다.
당신에게 있어 확실히 와 닿는 방법으로 그 대답을 기다려 주세요.

1, 2분 정도 간격을 둡니다.

이제부터 앞으로 나아가는 데 있어 항상 예지에 마음을 열고 중요한 것을 계속 물어봐 주세요.
그 대답에 마음을 계속 열어 주세요. 대답은 당신이 기대하는 곳에서 찾을 수도 있습니다. 또는 전혀 기대하지 않았던 곳에서 찾을 수도 있습니다.

알고 있던 사람으로부터 찾을 수도 있습니다. 또는 모르는 사람으로부터 대답을 얻게 될 수도 있습니다.
어느 날 갑자기 손에 든 책 안에서 대답을 발견할 수도 있습니다. 문득 켠 텔레비전이나 라디오에서 대답을 발견할 수도 있습니다.
꿈속에서 대답을 얻을 수도 있습니다. 자연 안에서 대답을 발견할 수도 있습니다.
빛 안에서 대답을 발견할 수도 있습니다. 단지, 감각으로 예지의 대답을 느낄 수도 있습니다.
종교적인 상징, 혹은 영적 상징을 동반해서 대답을 얻을 수도 있습니다.중요한 것은 어디에서 대답을 찾을 수 있는가가 아닙니다. 그 대답이 얼마나 흔들림 없는 확신을 가지고 찾아오는가가 중요합니다.
그 대답이 얻어졌을 때는 의심의 여지가 없는, 흔들림 없는 확신을 가지고 찾아온다는 것을 기억해 주세요.
'이거다', '이전부터 알고 있었다', '마음속 깊은 곳에서 느껴졌다'라는 감각이 있을 수도 있습니다.
그리고 흔들림 없는 확신을 가지고 예지의 대답이 얻어졌다면, 이번에는 그것을 행동으로 옮기는 계획을 세워 주세요.
지나치게 빠르지도 늦지도 않게 딱 들어맞는 순간에 대답에 따라 행동합시다.
좋은 결과가 얻어질 것입니다.
그리고 앞으로도 당신의 마음을 계속 열어 주세요.
예지는 우리가 이 세계의 어떤 것을 사랑하는 것 이상으로 우리를 사랑하고 생각하고 보살펴 준다는 것을 상기해 주세요.
우리가 해야 할 일은 원하는 것을 구하고 그리고 필요한 것이 얻어질 거라고 신뢰하며 대답을 기다렸다가 행동하는 것입니다.
항상 도움이 있다는 것을 계속 신뢰하는 것입니다. 그러면 당신의 건강이 점점 좋아지는 것을 떠올려 주세요.
무언가 활동적인, 건강한 활동에 몰두하고 있는 것을 상상해 주세요.

그럼 서서히 의식을 되돌려 주세요.
주변의 사람들을 의식해 주세요.
소리를 의식해 주세요.
빛을 의식해 주세요.

준비가 되었으면 천천히 눈을 떠 주세요.

나의 기도

나의 기도

6장

좋은 삶을 위한 좋은 죽음

"비로소 좋은 죽음을 받아들인다"

죽음의 공포와 마주하기

"죽음의 순간은 기쁨과 안락함의 순간이다"

우리가 겪는 많은 어려운 일들 가운데 가장 힘든 일은 틀림없이 '죽음의 공포'와 마주하는 일일 것이다. 암이 두려움의 대상으로 느껴지는 이유도 예전부터 '암은 곧 죽음'이라는 '불건전 사고' 때문이며, 우리는 이 죽음에 대한 공포심에 시달리고 있는 것이다.

죽음에 대한 공포는 우리의 사회적 배경에서 시작되었다. 오랜 세월 동안 우리 사회에서는 죽음을 맞이하는 것이 자기 자신의 힘으로는 어쩔 도리가 없는, 긴 고통을 함께해야 하는 일이라고 여겼다. 즉 죽음은 패배의 상징이며 우리에게서 일어날 수 있는 최악의 사건이었다. 그리고 이것이 죽음에 대한 공포심을 더욱 크게 만들었다.

그래서 우리는 마치 '죽음은 존재하지 않는 것'처럼 자신을 속임으로써(대부분의 경우, 무의식의 행위가 된다) 또는 '죽음을 보지 않음'으로써 죽음에 대한 공포심에서 벗어나려 했다. 아주 많은 사람들이 매일 죽어가고 있음에도 불구하고 자신을 속임으로써 공포심을 누그러뜨리려는 것이다.

죽음이 우리 모두가 맞이해야 하는 상황이 아니라 어떤 특정 사람에게만 찾아오는 것이라면, 이런 방법이 효과적인 대처법이 될 수도 있다. 하지만 죽음은 모두에게 평등하게 찾아온다. 병으로 사망하든 아니면 다른 어떤 이유든 인간의 사망률은 백 퍼센트이다. 그러므로 통상적인 죽음에 대한 대처법은 비효과적이다.

특히 암처럼 대부분의 사람들이 생명을 위협하는 존재라고 생각하는 중병에 걸렸을 경우라면, 죽음의 존재를 부정하는 것은 매우 부정적인 결과를 낳을 수도 있다. 죽음에 대해 '건전 사고' 가지는 것이 불가능하다면 죽음에 대한 공포심이 금세 우리를 덮쳐올 것이다.

죽음의 이미지 만들기

사람들은 죽음의 공포에 대해 대부분 '긴 고통을 동반하는 체험'이라고 받아들인다. 그런데 이런 생각이 과연 우리의 인생이나 건강에 도움이 되는가?

편견을 바꾸는 〈빌리프 워크〉의 '몰츠비의 다섯 가지 질문표'를 참고하면, 이런 생각이 건전 사고인지 아니면 불건전 사고인지 바로 알 수 있다. 틀림없이 불건전 사고이다.

여기에서 '죽음'을 주제로 다루고 있는 이유는 죽음을 건전한 방법으로 받아들이고, 우리 모두에게 언젠가는 찾아오는 죽음을 힘들지 않게 수용하기 위해서이다. 죽음을 수용한다는 것은 모든 것을 체념하고 그냥 죽음을 바라보라는 의미가 아니다. 사람들 대부분은 죽음을 수용한다는 것을, 살아가는 것을 포기하고 죽음을 향해야 하는 것이라고 착각하고 있다.

하지만 그렇지 않다. 중요한 것은 죽음을 수용하면서 건강해진다는 희망을 가지고 살아가는 자세이다. 건전하게 죽음을 받아들이는 방법을 통해 죽음에 대한 쓸데없는 공포심을 없앨 수 있다. 죽음은 존재하지 않는 것처럼, 죽음을 보지 않기 위해 사용해 온 커다란 에너지를 잘 살아가기 위한 에너지로 바꾸는 게 가능해지는 것이다.

죽음에 대해 건전 사고를 가지는 것은 의외로 간단하다. 왜냐하면 죽음에 대한 사회적 통념은 상당히 불건전한 생각뿐이기 때문에 얼마든지 건전 사고로 바꿀 수 있다. 병에 의해 죽음을 맞이하게 될 경우의 건전 사고의 예를 생각해 보자.

"죽음을 맞이하는 과정은 경험해 본 적 없는 풍요로운 체험으로, 반드시 고통을 동반하는 것은 아니다. 그리고 죽음의 순간은 기쁨과 안락함의 순간이며 사후의 세계도 바람직한 것이다."

우리의 주변에 있는 죽음에 대한 개념은 불건전한 것이 많다는 것을 반드시 인식하고 있어야 한다. 그렇다면 이제 건전한 사고를 받아들이는 것을 염두에 두고 죽음을 마주하고 과정을 탐구해 보자.

죽음의 과정 바로 알기

"좋은 죽음과 좋은 삶은 같다"

죽음의 과정은 세 단계로 나눌 수 있는데 '죽음에 이르기까지의 영역(지금 이 순간부터 죽음에 이르기까지의 영역)'과 '죽음의 체험 자체(임사, 죽음을 맞이하는 두세 시간 전부터 죽음의 체험까지의 과정)' 그리고 '사후의 세계'이다.

죽음에 이르기까지의 영역

"어떻게 살고 어떻게 죽음을 맞이하는 것이 좋을까"라는 것에 대해 쓰여 있는 서적은 아주 많다.

『티베트 사자의 서』, 『이집트 사자의 서』, 『원시기독교』에도 죽음에 관한 내용이 쓰여 있다. 이런 서적에 쓰여 있는 기본적인 교의는 모두

같아서 "당신이 그렇게 죽음을 맞이하고 싶다면, 그렇게 살아가세요"라는 것이다. 우리에게 만일 '이렇게 죽음을 맞이하고 싶다'라는 생각이 있다면 그렇게 살아가는 것이 중요하다는 것이다.

온화함을 가지고 평안하게 죽음을 맞이하고 싶다면 온화하게 마음의 평안을 가지고 살아가는 것이 중요하다. 사랑하는 사람들에게 둘러싸여 죽음을 맞이하고 싶다면 사랑하는 사람들에게 둘러싸여 살아갈 필요가 있다. 고통 없이 죽고 싶다는 생각을 가지고 있다면 고통 없는 삶의 방식을, 건강하게 죽음을 맞이하고 싶다면 건강한 인생을 살 필요가 있다. 즉 '삶이 곧 죽음'이라는 것이다.

달라이 라마(Dalai Lama)는 한 책의 서문에 다음과 같이 썼다.

"우리들이 평온하게 죽음을 맞이하고 싶다고 생각하는 것은 당연한 일이다. 대부분의 사람들이 그렇게 생각하며 살고 있다. 하지만 우리가 사는 이 세계 속에서는 많은 폭력이 범람하고 있다. 그렇기 때문에 그렇게 바라면서 평온한 죽음을 맞이하는 것은 매우 어려운 일이 되었다. 많은 분노와 집착과 공포가 존재하며 매우 초조해 하고 있는 가운데 평온하게 죽음을 맞이하는 것은 매우 어려운 일이다. 하지만 만일 당신이 기분 좋게 죽고 싶다는 생각을 한다면 역시 그렇게 사는 것이 필요하다. 당신이 마음에 평안을 가지고 죽음을 맞이하고 싶다고 생각한다면 하루하루를 마음 안에 평안을 가지고 생활하는 것이 중요하다."

좋은 죽음과 좋은 삶은 같다는 것이며 또한 부정적인 삶의 방식으로 살고 있다면 죽음의 과정도 부정적인 것이 된다는 것이다.

자기 자신의 생각이 자신의 인생이나 건강에 큰 영향을 미치는 것과 마찬가지로 죽음에도 큰 영향을 미칠 수 있다. 많은 사람들은 인생 초반부터 자신도 모르는 사이에 언제 어떻게 죽음을 맞이할 것인가 하는 '죽음의 시나리오'를 결정하고 있다. 그 결의가 대부분 무의식적으로 이루어지지만 사람이 어떻게 사는지, 어떻게 죽음을 맞이하는지에 극적인 영향을 미치고 있다. 그리고 그런 결단은 당연히 변경될 수 있다.

건강 회복의 과정에 몰두하고 있다고 믿는 우리는 이 기회에 생각해 보아야 한다. 언제, 어떻게 또는 무엇을 가지고 이상적인 죽음을 맞이하고 싶은지에 대해 의식적으로 생각하고 주위와 대화를 나누면서 죽음에 대한 생각을 명확하게 해두어야 할 것이다. 또한 인생의 마지막을 맞이할 때 병 없이 건강하게 죽음을 맞이하는 것이 가능하다는 것도 확실하게 기억해 두자. 그리고 설령 병을 가지고 있었다 해도 건전한, 치유된 죽음을 맞이할 수 있다는 것도 기억해 두자.

죽음에 대한 노력은 오늘부터 시작이다. 고통이 없는, 사랑으로 충만한 풍요로운 죽음을 맞이하고 싶다면 그렇게 살아야 한다. 아픔이 없는, 사람들에게 많은 사랑을 주는 풍요로운 인생을 살아보자.

죽음의 체험 자체(임사)

죽음의 체험에 관한 책도 많이 출간되어 있는데, 삶과 죽음에 대한 상세한 내용들이 쓰여 있다. 대표적으로는 미국의 정신과 의사인 엘리자베스 큐블러 로즈(Elisabeth Kubler Ross) 박사가 쓴 책을 들 수 있는데, 죽음을 체험하는 것에 대한 많은 연구 보고가 있어 우리에게 죽음에 대한 생각을 건전하게 만드는 데에 큰 도움이 된다.

모든 책의 내용을 살펴보면 공통적으로 죽음의 체험에 대해 아주 기분 좋은 안락함과 행복감을 가져다주는 것이라고 말한다. 그 과정을 보면 죽음의 순간에 에너지가 발끝부터 머리 쪽으로 쓱 하고 빠지면서 빛의 가운데로 들어가는 체험을 한다는 것이다. 그런 순간이 찾아오면 자기 자신은 물론이거니와 주위 사람도 마음을 가다듬고 죽음을 받아들이는 준비를 하는 것이 중요하다고 쓰여 있다.

우연히도 나의 어머니와 사이먼턴 박사의 어머니 모두 죽음의 체험을 하면서 비슷한 경험을 하였다. 나의 어머니는 에너지가 쓱 하고 빠져 빛 가운데로 들어갔다고 생각하는 순간 꽃밭과 같은 곳이 나왔고 꿈꾸는 듯한 황홀한 기분이 들었다고 한다. 이 세상에서는 얻을 수 없는 행복감을 느꼈다는 것이다. 또한 어머니는 영원히 그 장소에 머물고 싶었기에 의식이 돌아왔을 때는 안타까웠다고 한다.

나는 어머니에게 "어머니, 죽는 것이 무섭지 않으세요?"라고 물었다. 그러자 어머니는 죽음을 체험해 본 많은 사람들과 마찬가지로 "무섭지 않다"라고 망설임 없이 대답하셨다. 어머니의 말은 이러했다.

"아직은 손주 자라는 모습도 보고 싶고, 네가 결혼하는 것도 보고 싶다. 그리고 가고 싶은 곳도 많고 하고 싶은 일도 많아서 바로 죽고 싶지는 않지만, 그곳에 돌아갈 수만 있다면 언제 죽더라도 아무 상관이 없다."

그때의 경험을 통해 나는 알 수 있었다. 문제는 '어머니가 돌아가시는 것'이 아니라 어머니가 돌아가신 후 '남겨진 나의 기분'이라는 것을 깨달았다. 이것은 다른 보호자에게 있어서도 마찬가지일 것이다. 보호자들은 자신이 간호하고 있는 사람의 죽음이 자신에게 어떤 의미를 가져올지에 대해 다시 한번 생각해 볼 필요가 있다.

보호자 역시 죽음에 대해 건전한 생각을 가지고 늘 편안한 마음으로 환자를 돌보는 것이 필요하다. 보호자가 초조함이나 집착을 가진다면 환자도 죽음에 대해 불건전한 생각을 가지게 되기 때문에 오히려 역효과가 날 수 있다.

사후의 세계

그렇다면 이런 과정을 거친 이후 나의 의식이나 영혼은 어떻게 되는 것일까? 즉 사후에 의식이나 영혼은 어떻게 되는가 하는 것이다. 이것에 대해서는 다음의 세 가지로 나누어 생각해 볼 수 있다.

첫 번째는 우리의 의식이나 영혼은 사후에도 존재하며 바람직한 상태로 존속된다는 것이고, 두 번째는 우리의 의식이나 영혼은 죽음과 함께 사라지고 사후의 세계라는 것은 없다(또는 영혼 같은 것은 애초에 존재하지 않는다)는 것이다. 그리고 세 번째는 우리의 의식이나 영혼은 사후에도 존재하기는 하지만 바람직하지 않은 상태로 존재한다는 생각이다.

위의 내용 가운데 첫 번째는 어느 나라에나 공통적으로 존재하는, 가장 건전하고 살아 있는 사람에게 안락함을 가져다주는 사후에 대한 관념이다. 두 번째 내용은 반드시 부정적이라고는 할 수 없고 중립적인 의미로 '무로 돌아간다'라고 받아들이는 경우이다. 그리고 세 번째 내용은 매우 불건전한 관념으로 지옥 등으로 자주 표현되는 것이다. 그렇다면 우리는 어떤 사고를 가져야 편안해지는 것일까?

하루하루 '삶의 질(Quality)'을 높이기 위해서

첫 번째부터 세 번째까지의 내용을 잘 살펴보면 우리가 가진 불건전한 사고에 대해 잘 알 수가 있다. 죽음을 맞거나 죽음을 맞이하는 상황을 마주한다는 것은 매우 섬세한 문제라는 것이다. 그러므로 마음의 준비가 되었을 때 이 문제에 대해 탐구하는 것은 우리의 행복과 건강에 있어 매우 의미 있는 일이다.

지금까지 자신이 가지고 있던, 또한 배워 왔던 불건전한 잘못된 사고로부터 벗어나 각각의 과정에서의 예를 보고 자신에게 도움이 되는 새로운 건전한 사고, 신념을 선택하도록 해야 한다.

첫째, 자기 자신이 자신의 삶에 영향을 미치는 것이 가능한 것처럼 죽음을 맞이하는 것에 대해서도 우리는 자신에게 영향을 미칠 수 있다. 다시 말해, '그렇게' 죽음을 맞이하고 싶다면 '그렇게 사는' 것이 중요하다는 것이다.

둘째, 죽음이라는 것은 육체적 생명과 그 이후에 오는 존재와의 짧은 변화의 순간에 지나지 않으며, 육체적 존재의 끝이라는 확인에 지나지 않는다.

셋째, 사후에도 우리의 본질인 영혼은 바람직한 존재로 존속한다. 사실 실제로 죽음을 맞이하지 않는 한은 알 수 없지만, 적어도 그때까지의 살아 있는 시간에 대해 우리는 자신이 믿고 싶은 것을 믿으며 지낼 권리가 있다.

우리가 이 세계에서 살아가는 것과 마찬가지로 죽음은 자연스러운 일이다. 죽음에 대해 공포심을 갖는 것은 우리가 죽음을 받아들이는 방법의 결과인 것이다. 받아들이는 방법을 바꾸게 되면 죽음의 과정이 기쁜 것으로 변화될 것이다. 그리고 그것이 살아 있는 동안의 삶의 질을 높이고 건강에 큰 영향을 줄 수 있다.

좋은 죽음의 세 가지 사례

"천천히 호흡하다 그대로 서서히 잠들 듯이 숨을 거두었다"

우리의 주위에서만 보더라도 '좋은 죽음'을 맞이한 사람들은 많이 있다. 만일 주위에 그렇게 죽음을 맞이한 사람이 있다면 그 사람이 어떻게 한평생을 살았는지를 되돌아보는 것 또한 우리가 살아가는 데 있어 좋은 길잡이가 될 것이다.

행복한 95세 할아버지의 죽음

내가 경험한 가장 인상적인 죽음은 나와 한방을 쓰던 할아버지의 죽음이다. 할아버지는 95세에 세상을 떠났는데, 91세가 되던 해에도 로스앤젤레스를 방문해 관광을 즐길 만큼 건강했다. 여행을 하면서도 '건강의 비결'인 담배와 맥주, 그리고 땅콩과 치즈를 하루도 빼놓지 않고 즐겼다. 어디를 가더라도 호기심을 가지고 다양한 것을 관찰하고 질문하며 주위를 환하게 밝혔다. 넓고 아름다운 자연이나 야경을 바라볼 때면 주눅 드는 일 없이 두 팔을 벌리고 소리 내 기쁨을 표현했다. 그런 할아버지를 보는 것만으로도 나는 행복한 기분이 들면서 건강해지는 느낌이었다. 귀국할 때는 “다음에는 뉴욕이다”라며 다음의 여행을 기다렸다. “돌아가면 급료 계산을 해야 하는데”라고 하시는 말에서는 자신이 세우고 경영해 온 사업에 정력적으로 임하고 있는 모습도 엿볼 수 있었다.

그는 돌아가시기 2주 전까지 일했다. 한여름의 어느 무더운 날, 일을 하다가 갑자기 혈압이 올라가 병원으로 옮겨졌다. 입원 후 점점 회복되어 2주 만에 퇴원이 결정되었고, 가족 또한 특별히 걱정하지 않았다. 그런데 퇴원하던 날 주무시다가 갑자기 숨을 거두었다. 가족 그 누구도 그날이 할아버지가 여행을 떠나는 날이 될 것이라고는 생각지 않았다. 그는 죽기 전에 “할머니(14년 전에 죽은 아내)가 있는 곳으로 갈 준비가 되었으니 약을 먹지 않겠다”고 말했다고 한다. 입원해 있는 2주 동안 유산이나 일 관련 등의 필요한 것 전부를 가족에게 전해두었다. 매력적이고 유머 넘치던 할아버지의 건강한 죽음은 ‘좋은 죽음’의 좋은 예이다.

좋은 죽음이라는 것이 반드시 병이 없는 사람에게만 찾아오는 것은 아니다. 나는 환자와의 관계에서 몇 번의 좋은 죽음과 만날 수 있었다. 사이먼턴 요법의 치료사 자격을 취득하고 일본에 귀국했을 때의 일이다.

모든 걸 다 마친 40대 여성의 죽음

나의 첫 환자가 된 유방암을 앓고 있던 한 40대 여성은 죽음을 맞이하기 전날 "슬슬 때가 된 것 같으니 마지막으로 만나보고 싶다"는 의뢰를 해왔다.

다음날 나는 그녀가 머물던 호스피스로 갔다. 신체 증상으로만 보자면 원래 완전히 쇠약해져 있어야 할 그녀가 의외로 얼굴에 혈기와 웃음기를 보이는 것이 아주 좋아 보였다. 그녀의 상태가 좋은 것인지 나쁜 것인지는 그녀가 독설을 내뱉고 담배를 피우는 것에서 바로 알 수 있었다. 그녀가 좋아하는 분홍색 꽃을 건넸더니 그녀는 "고마워요. 하지만 꽃을 받아서 곤란하네. 둘 곳이 없는데"라고 말한 뒤 담배에 불을 붙였다. "상태가 좋아 보이는데요"라고 말하자 그녀는 빙긋이 웃으며 특유의 장난스러운 애교 섞인 미소를 보였다.

그 이후 한 시간여 동안 시설의 자원봉사자들이 만들어 준 디저트를 함께 먹으면서 그녀가 최근 몇 개월 동안 어떻게 지냈는지에 대해 이야기를 나누었다. 그녀는 철들 무렵부터 부모나 형제에 대해 적대적인 감정을 가지고 있었다. 그래서 '나는 사랑받고 있지 않다. 모든 사람에게 사랑받고 인정받는 존재가 되어 부모형제 보란 듯이 잘 살아야 하는데' 하는 강한 신념을 품었다. 그 자세는 그녀를 자립한 여성으로 자리매김해 주었다. 자는 시간도 아껴 열심히 일한 결과 높은 지위와 경제적 풍요로움을 얻을 수 있었고 그녀가 세운 여러 가지 목표를 달성할 수 있었다. 하지만 아무리 목표를 달성해도 그녀의 마음은 늘 채워지지 않았고 무언가 늘 비어 있는 느낌이었다. 그녀는 병을 통해 자신의 진짜 욕구가 무엇이었는지를 알 수 있었다.

그것은 가족과의 인연과 친밀감을 되돌리는 것이었다. 치료 중반에 이 부분을 깨닫게 된 그녀는 “아무리 그렇더라도 이것만은 죽어도 무리입니다. 적어도 이번 생에서는요”라고 말하며 쓴웃음을 지었다. 그런 그녀가 한 달 전쯤부터 부모 형제와 화해했다는 것을 온화한 표정으로 말했다. 그것이 자신에게 가장 큰 기쁨이라고 말했다. 그녀는 생애 처음으로 부모에게 어리광도 부리면서 부모의 애정을 느꼈다며 눈물을 흘렸다. 그리고는 방의 한구석을 가만히 바라보면서 천천히 조용한 말투로 “모든 일을 끝냈다고 생각합니다”라며 자신에게 들려주듯이 중얼거렸다. 창문을 통해 부드러운 가을바람이 불어와 우리를 감싸주었다.

그때 방의 문이 열렸다. 주치의가 회진하러 온 것을 알자 그녀는 그런 조용한 분위기를 빠르게 뿌리치고 담배를 물면서 “선생님, 저요, 언제쯤 죽나요?”라며 무뚝뚝하게 물었다. 주치의가 아무 말도 하지 못하자 그녀는 “선생님 입장에서 말할 수 없는 건 알겠지만, 나도 나름대로 마음의 준비를 하고 싶어서요”라고 말했다. 그래도 주치의가 아무 말도 하지 않자 그녀도 포기했는지 밖을 내다보며 화제를 바꾸었다. 그리고는 연거푸 담배 네 개비를 피운 후에 담뱃갑을 분홍색 주머니에 넣었다.

"그럼, 명상하게 해주세요."

그녀는 나를 향해 이렇게 말하고는 세워져 있던 침대를 스스로 정리하더니 마음을 편안하게 하며 누운 자세를 취했다. 나도 호흡을 정리하고 명상을 시작하려던 순간, 갑자기 그녀의 몸에서 경련이 일기 시작했다. 수십 초 만에 경련이 멈추었다고 생각되는 순간 그녀가 몰아쉬듯이 크게 호흡을 시작하였다. 나는 뭔가 이상한 느낌이 들어 그녀의 다리를 주물러 주면서 마음속으로 '괜찮아, 괜찮아요' 하고 계속 되뇌었다. 천천히 호흡하던 그녀는 그대로 서서히 잠들 듯이 숨을 거두었다.

그녀의 다리를 주물러 주던 나는 손을 언제 멈추어야 할지 알 수 없었다. 나도 그렇고 주치의도, 그리고 그녀 자신도 아마 그날이 여행을 떠나는 날이 될 것이라고는 생각지도 못했을 것이다. 그녀가 숨을 거두고 나서 십 분이 지나 그녀의 부모가 도착했다.

그녀의 부모는 따뜻한 달걀찜을 보자기에 싸 들고 왔다. 그녀가 먹고 싶다고 해서 만들어 온 것이었다. 그녀의 부모는 "네가 먹고 싶다고 해서 만들어 왔는데…. 이렇게 서둘러 가지 말고 먹고 나서 가도 될 것을…"이라며 그녀에게 따뜻하게 타이르듯 말했다.

마지막까지 확실하게 부모에게 어리광도 부리고 애정에 둘러싸인 그녀의 여행길이 되었다. 그 모습을 보면서 나의 뺨에는 눈물이 흘러내렸지만 신기하게도 슬픔의 눈물은 아니었다.

"잘했어요. 축하해요. 그리고 고마워요"라는 졸업식의 감격의 눈물과 비슷한 것이었다. 나는 마지막으로 그녀를 만나기 위해 왔지만, 결과적으로는 그녀가 마지막 만남을 하게 해준 것이 되어 버렸다. 사람을 깜짝 놀라게 하는 걸 좋아하던, 그녀다운 멋진 죽음이었다.

죽음의 시기가 다가온 환자의 대부분은 우리들이 이해하고 있는 것을 넘어 무언가를 느낄 수 있는 듯하다. 그들 대부분은 달관의 경지에 이른 듯이 죽음은 여행을 떠나는 것이며 끝이 아니라는 것을 깨닫고 있다. "가족이나 주위 사람에게 말하면 이상하게 생각하기 때문에 굳이 말하고 싶지는 않지만, 왠지 주어진 생명이 끝난다 해도 자신은 계속 존재할 거라는 것을 알겠다"는 이야기를 여러 환자에게서 들었다. 그리고 그들이 안타깝게 생각하는 것은 자신의 죽음이 아니라 남겨진 가족이 자신의 죽음에 대해 모든 것의 끝이 아니라는 것을 이해하지 못한다는 것이다.

남편의 죽음으로 알게 된 진실

소중한 남편의 죽음을 통해 귀중한 체험을 한 30대 여성의 이야기다. 그녀는 자신이 보호자임에도 불구하고 남편이 환자인지 자신이 환자인지 모를 정도로 스트레스를 받았다. 자신이 처한 상황을 심각하게 받아들였고, 남편을 살리는 것에 매우 집착해 있었다. 자신의 생활 전부를 남편의 투병에 쏟아붓고 언제나 피곤에 시달렸다.

그녀의 하루는 인터넷이나 서적 등에서 새로운 암치료의 정보를 조사하는 것으로 시작되었다. 아주 작은 것일지라도 남편에게 식이요법을 시켜 보고, 건강식 모임에는 모두 참석하는 것이 그녀의 일과였다. 자신이 빈혈로 쓰러질 정도로 엄격한 식이요법에 몰두하기도 했다. 가끔은 그렇게 열심인 그녀를 불안하게 바라보는 남편이 안쓰럽게 생각되었다.

일 년 정도가 지난 어느 날, 그녀의 노력에도 불구하고 남편은 숨을 거두고 말았다. 남편의 죽음을 알리기 위해 나를 찾은 그녀는 남편이 투병할 때와는 완전히 다르게 마치 다른 사람처럼 보였다. 나는 그녀가 남편의 죽음에 낙담해 이성을 잃은 것은 아닐까 하는 걱정을 하고 있었는데, 클리닉에 나타난 그녀의 모습은 매우 온화했으며 얼굴에는 웃음을 띠고 있었다. 그녀의 변화된 모습을 보면서 나는 '남편의 죽음이 안타깝지 않은 것인가, 생전의 남편과 사이가 좋지 않았나' 하는 생각이 들 정도였다. 하지만 그녀와 대화를 나누면서 그녀가 아주 귀중한 체험을 했다는 것을 알 수 있었다.

그녀는 "내가 겪은 일을 주위 사람들에게 말하면 분명 이상하게 생각할 게 분명합니다. 그래서 그냥 내 안에만 담아두어야 한다고는 생각합니다만…" 하고 말을 이어갔다.

"남편이 숨을 거두기 며칠 전, 나에게 이렇게 말했습니다. '나는 이제 곧 죽겠지만 언제나 당신과 함께 있으니 아무것도 걱정하지 마. 괜찮으니까' 하고요. 그는 왜인지는 알 수 없지만 자신이 죽음 이후에도 계속 존재하고 있을 거라는 걸 알고 있다고 했어요. 그 말을 들었을 때 저는 그저 저를 위로해 주기 위해 한 말이라고 생각했는데, 그가 죽고 나서도 항상 그가 내 곁에 있다는 걸 실감할 수 있어요. 예전에는 혼자 집에 있을 것을 상상하면 생각만으로도 너무 외로웠는데, 지금은 혼자 집 거실에 있어도 그가 함께 있다는 감각이 있습니다. 그리고 그뿐이었다면 내 생각이 지나치다고도 할 수 있겠지만 나는 또 다른 경험을 했습니다. 어느 날 나는 남편의 투병을 위해 나에게 남은 인생을 팽개쳐 두고 있다는 생각을 하게 되었습니다. 그리고 한동안 만나지 못한 친구가 생각나 만나고 싶다는 생각을 하고 있는데, 그 순간 그 친구에게서 전화가 왔습니다. 놀랍게도 그 친구는 내 남편이 저에게 전화해 달라는 소리를 들은 것 같은 기분이 들었다고 했습니다. 그리고 그런 일은 한 번에서 끝난 것이 아니라 또 다른 친구에게서도 있었습니다. 지금 나는 남편의 육체를 만질 수는 없지만 항상 그가 나와 함께 있다는 확신이 있습니다."

그녀는 이 체험을 통해 큰 신뢰감을 얻을 수 있었고, 늘 편안한 마음으로 하루하루를 지내게 되었다. 그녀는 경제적 안정을 위해 오랫동안 해오던 컴퓨터 관련 일을 그만두었다. 그리고 친한 친구와 함께 아시아 다른 나라의 소품을 사다가 인터넷을 통해 판매하는 일을 시작했다. 또한 취미로 만들던 비누와 향초 등도 판매하게 되었다. 지금 그녀는 남편이 살아 있던 때보다 더 활기차고 건강하게, 그녀답게 즐거운 인생을 살고 있다.

사랑하는 사람의 죽음

"죽음의 과정에 있는 이에게 경의와 애정으로 대한다"

사랑하는 사람이 죽음을 맞이할 때 보호자는 상대가 편안함을 느낄 수 있도록 도와주어야 한다. 우선 죽음이라는 이 특별한 기회에 대해 경의와 애정을 가지고 맞이하며 상대를 대하는 것이다. 슬픔이나 외로움은 건전하고 적절한 감정이지만 지나친 한탄이나 슬픔은 평온하고 풍요로운 죽음의 과정에 방해가 된다. 우선 상대방이 풍요롭고 평온한 죽음을 맞이할 수 있도록 도와주고 싶다면, 죽음이 진행되는 과정에서 상대에게 경의와 애정을 가지고 대해야 한다.

죽음의 순간이 다가온 사람은 감각이 예민해져 굳이 말을 하지 않아도 주위 사람의 마음을 알 수 있다고 한다. 그러므로 굳이 마음에 드는 말을 찾아내기 위해 애쓰지 않아도 된다. 배려와 사랑의 마음을 품은 채 하고 싶은 말을 생각하는 것만으로도 괜찮다는 것이다.

그리고 죽음의 과정에 함께 참여하는 자세가 중요하다. 상대가 느긋하고 평온하게 그리고 좋은 감정으로 특별하게 죽음을 맞이하고 있다는 것을 상상한다. 그 사람이 자신의 인생을 완성시키고 다음 단계로 여행을 떠나는 새로운 출발을 축복하는 기분이다.

앞에서도 말했지만 우리 인간의 최종적인 사망률은 백 퍼센트이다. 좋은 죽음을 맞이할 수 있도록 도와주기 위해서는, 그리고 자신 또한 언젠가 맞이하게 되는 죽음을 좋은 감정으로 맞이하기 위해서는 지금부터라도 죽음에 대해 건전한 생각을 키우고 죽음의 이미지를 풍요롭게 만들어 가는 것이 중요하다.

2주 선고를 받은 난소암 환자

"나는 오늘 밤이라도 죽을 준비가 되어 있어. 당신은 어때?"

아메리카 원주민에게는 이런 속담이 전해 내려온다.

"당신의 생명이 영원할 것처럼 살아라. 그리고 오늘 죽음을 맞이한다고 해도 좋을 것처럼 살아라."

이 말에는 우리가 자신의 삶을 풍요롭게 만들기 위해 어떻게 살아야 하는지에 대한 답이 들어 있다. 만일 우리에게 주어진 생명이 영원하다면 우리는 어떻게 하루하루를 만들어 갈 것인가? 또한 오늘 당장 죽음을 맞이해야 한다면 우리는 남겨진 하루를 어떻게 보내야 하는 것일까?

대부분의 환자들은 자신이 영원히 살 수만 있다면, 지금 하고 있는 일에 억척스럽게 매달리지 않고 느긋하게 하루하루를 살고 싶다고 말한다. 그리고 오늘 밤 자신이 죽음을 맞이해야 한다면, 마찬가지로 느긋한 마음을 가지고 소중한 사람들과 감사의 인사를 나누며 행복한 시간을 만들고 싶다고 말한다. 이 대답은 우리가 평상시에 늘 부족하다고 느끼는 부분이며, 살아가면서 정말 중요하게 생각해야 할 의미가 있는 일이라고 할 수 있다. 그리고 이렇게 평소의 삶의 자세를 만드는 것이 우리의 건강에도 차이를 가져오게 된다.

죽음의 임상연구의 세계적 권위자인 엘리자베스 큐블러 로즈 박사는 죽음의 과정에 대해 "고치에서 나비가 부화하는 것과 같다"고 말하고 있다. "물리적으로 제한된 틀에서 벗어나 자유롭게 푸른 하늘을 날아오르는 것 같은 체험"이라고 말한다.

그렇다면 우리는 나비가 되는 것을 막무가내로 무서워할 필요도 없고, 나비가 되지 않으려고 안간힘을 쓰면서 모든 에너지를 쏟아부을 필요도 없다. 오히려 자연의 섭리에 따라 자신을 자연에 맡기고, 나비가 되기까지의 고치 안에서의 시간을 어떻게 풍요롭게 만들고 행복하게 지낼 것인가에 집중하는 것이 더욱 중요하다.

처음 사이먼턴 요법에 참가했던 모임에서 유달리 눈길을 끄는 환자가 있었다. 작은 몸집에 쉰 목소리를 가진 에너지 넘치는 50대 여성이었다. 그녀는 25년 전 난소암이 온몸에 전이되어 주치의로부터 남은 시간이 2주라는 선고를 받았다고 했다. 그녀는 "나의 오른쪽 다리에서 엄지발가락을 빼고는 어디를 열어봐도 암이 있었다"라고 말했다. 그 표현이 과장된 것이든 아니면 다른 어떤 상태였다고 하더라도, 사람에게 희망을 주는 것이 천직인 사이먼턴 박사조차도 그녀를 처음 보았을 때 '아무리 그래도'라고 생각했다고 한다.

25년 전 그녀는 경제적으로 불안정한 상태였고, 인간관계도 식생활도 엉망진창이었다. 더욱이 마약 중독자였다. 사이먼턴 박사가 왜 자신을 찾아왔느냐고 묻자 그녀는 아버지에게서 이야기를 듣고 찾아왔다고 대답했다. 그 대답을 듣고 사이먼턴 박사는 그 자리에서 '이 환자의 치료는 잘 안 되겠다'라는 생각을 했다고 한다. 아마도 젊은 날의 그는 그녀에게 남겨진 시간을 평온하게 살게 해주고자 하는 도움을 주고 싶었을 것이다.

하지만 사이먼턴 박사가 무리라고 생각해도 그녀 자신은 그렇게 믿지 않았다. 그녀는 '어떤 상황에서도 자신은 낫는다'고 믿었다. 또한 그녀는 자신의 아버지를 마음 깊이 신뢰하고 있었기 때문에 아버지가 권하는 의사라면 틀림없이 자신의 병을 낫게 해줄 거라고 생각하고 있었다.

25년이 지난 지금도 그녀는 건강하게 잘살고 있다. 그동안 두 번 재발했지만 그때마다 초심으로 돌아가 자신의 본성을 향한 궤도 수정을 했다. 암을 척도로 삼아 밸런스를 잡고 산다고 할 수 있겠다.

그녀는 승마를 아주 좋아하여 말을 만지고 있을 때는 더할 나위 없는 기쁨을 느낀다고 한다. 두 번째 재발을 알게 된 직후 그녀는 당시 사귀고 있던 남자와 승마를 하러 갔다. 즐거워하고 있는 그녀를 향해 그 남자는 이렇게 말했다.

"당신은 자신이 암을 앓고 있는 것에 대해 좀 더 진지하게 생각해야 하는 것 아닐까? 이렇게 말이나 타고 있을 때가 아니지 않나?"

자신을 나무라는 듯한 말에 그녀는 휙 하고 말에서 내려 성큼성큼 그의 앞으로 걸어가 말했다.

"나는 오늘 밤이라도 죽을 준비가 되어 있어. 당신은 어때?"

그 이후 그녀는 두 번 다시 그 남자와 만나지 않았다.

내가 그녀와 함께 참가한 모임에는 서른이 되어 가는 그녀의 딸도 참가하고 있었다. 그녀의 딸은 노래를 아주 좋아했다. 시설 내의 교회에서 피아노를 치고 있던 나에게 아베 마리아의 악보를 건네며 반주를 부탁했다.

다음날 그 딸은 나의 반주에 맞추어 모두의 앞에서 어머니를 위해 노래를 불렀다. 딸의 투명한 소프라노 목소리를 들으면서 그녀는 눈을 감고 부드러운 미소를 띠고 있었다. '오늘은 죽기에 최고의 날이네'라는 그런 심경이지 않았을까 싶다.

불교에서는 인간이 살아가면서 겪어야 할 고통으로 '생로병사'를 들고 있다. 흥미로운 점은 늙거나 병들거나 죽는 것은 당연히 고통일 거라고 생각할 수 있는데, '살아가는' 것 또한 고통에 포함된다는 것이다. 그리고 중요한 것은 네 가지의 고통 중 어느 하나가 더 고통스러운 것이 아니라 모두를 똑같은 고통으로 생각하고 있다. 이 생로병사는 운이 없는 인간에게만 예외적으로 주어지는 것이 아니라 살아가는 사람 모두에게 일어나는 일이며 인류의 선조 모두가 경험해왔다. 그렇다는 것은 반대로 생각해 보면 인간 모두에게 똑같이 주어지는, 그 누구도 그냥 지나칠 수 없는 일이다. 그렇기 때문에 누구나 겪어야 하는 그 과정을 어떻게 보내느냐가 중요하다.

생로병사의 과정을 풍요롭게 보내는 것은 누구에게나 가능한 일이다. 자연계나 우주는 그 무엇 하나 쓸데없는 것이 없고 의미 없는 것이 없다는 것을 신뢰해야 한다. 물론 죽음도 마찬가지이다.

지금 자신이 겪고 있는 일이나 앞으로 겪게 될 모든 일에 의미가 없는 것은 없다. 당장 생각하기에는 바람직하지 않고 불합리하게 보일 수도 있다. 하지만 좀 더 멀리 내다보고 전체성을 살피면서 자신에게 가치가 있는 일이 일어나고 있다고 믿어 보자.

내면의 기쁨을 위한 명상 ❹ – 죽음의 진실과 마주하는 시간

다음은 죽음의 공포에 사로잡힘으로써 잃어버리게 된 에너지를 되돌리고 앞으로 헤쳐나갈 힘을 주는 에너지를 재생시키는 데 도움을 주는 명상법이다. 죽음에 대한 불건전 사고를 건전한 것으로 바꾸고, 몸과 마음을 편안하게 하여 인생과 죽음을 마주 볼 수 있게 해준다.

가능한 한 마음이 편한 자세를 취하고 가볍게 눈을 감아 주세요.
그리고 서서히 이완해 봅니다.
평상시보다 천천히, 길게 심호흡합니다.
코로 들이쉬고 입으로 내쉽니다.
들이쉴 때 머릿속으로 '들이쉬어-'라고 말해 보세요.
또한 내쉴 때 머릿속으로 '내쉬어-'라고 말해 보세요.
완전히 내쉬었을 때 살짝 자기 자신에게 미소지어 보세요.
평상시보다 천천히, 길게 심호흡합니다.
심호흡을 할 때마다 신체가 점점 편안해집니다.
들이쉴 때 우주가 많은 새로운 좋은 에너지를 당신 안에 불어넣습니다.
그리고 내쉴 때 우주가 당신 안의 낡아진 것, 내뱉고 싶은 것 모두를 빨아들여 줍니다.
지금 이 순간, 당신은 우주와 함께 호흡하고 있습니다.
지금 이 순간, 호흡과 함께 당신은 새로운 당신으로 다시 태어나고 있습니다.

평상시보다 천천히, 길게 심호흡하면서 지금 당신이 있는 장소가 안전한 곳이고 아주 기분 좋은 장소라는 것을 상상해 주세요.
그곳은 당신이 과거에 방문했던 적이 있는 장소일 수도 있습니다.
또는 상상 속에서만 존재하는 장소일 수도 있습니다.
어느 쪽이든 상관없이 그곳은 안전하고 누군가가 지켜주는 아주 기분 좋은 곳입니다.
잠시 그 장소에 머물러 주세요.

1, 2분 정도 간격을 둡니다.

안전하고 누군가가 지켜주는 아주 기분 좋은 곳에 있으면서 편안한 상태에서 이 '시간'이 영원히 흐르고 있다는 것을 상상해 주세요.
우리가 태어나기 전부터 그리고 죽음을 맞이한 이후에도 계속 영원히 이 시간이 이어진다는 것을 상상해 주세요.
그리고 그 영원이라는 시간 속의 당신의 인생을 되돌아보세요.
어떤 인생이었습니까?
기쁜 일, 슬픈 일, 즐거운 일, 괴로운 일, 여러 가지 경험이 있었겠지요.
모든 경험은 지금 여기에 당신이 존재하기 위해 필요해서 일어난 것입니다.
그 과거를 모두 칭송합니다.
그리고 지금 이때로부터 당신이 미래를 향해 나아가는 것을 상상해 주세요.
서서히 나이가 들어갑니다.
그리고 당신이 죽음을 맞이할 나이를 상상하고 지금 그 나이를 향해

서서히 시간이 지나고 있는 것을 상상해 주세요.

그러면 당신이 죽음을 맞이하기 1년 전에 있는 것을 상상해 주세요.
상태는 어떻습니까?하루의 생활에 어떤 일이 일어나고 있습니까?
그때의 당신은 죽음을 받아들일 준비가 되어 있나요?
만일 준비가 되어 있지 않다면 그 준비를 하기 위해 당신은 무엇을 하면 좋을까요?

그러면 당신이 죽음을 맞이하기 6개월 전을 상상해 주세요.
상태는 어떻습니까?
하루의 생활에 어떤 일이 일어나고 있습니까?
그때의 당신은 죽음을 받아들일 준비가 되어 있나요?
만일 준비가 되어 있지 않다면 그 준비를 하기 위해 당신은 무엇을 하면 좋을까요?

그러면 당신이 죽음을 맞이하기 1개월 전을 상상해 주세요.
상태는 어떻습니까?
하루의 생활에 어떤 일이 일어나고 있습니까?
그때의 당신은 죽음을 받아들일 준비가 되어 있나요?
만일 준비가 되어 있지 않다면 그 준비를 하기 위해 당신은 무엇을 하면 좋을까요?

그러면 당신이 죽음을 맞이하기 1주일 전에 있는 것을 상상해 주세요.
상태는 어떻습니까?

하루의 생활에 어떤 일이 일어나고 있습니까?그때의 당신은 죽음을 받아들일 준비가 되어 있나요?
만일 준비가 되어 있지 않다면 그 준비를 하기 위해 당신은 무엇을 하면 좋을까요?

그러면 당신이 죽음을 맞이하기 하루 전에 있는 것을 상상해 주세요.
상태는 어떻습니까?
하루의 생활에 어떤 일이 일어나고 있습니까?
그때의 당신은 당신은 죽음을 받아들일 준비가 되어 있을까요?
만일 준비가 되어 있지 않다면 그 준비를 하기 위해 당신은 무엇을 하면 좋을까요?

그러면 당신이 죽음을 맞이하는 그날에 있는 것을 상상해 주세요.
당신은 어디에 있습니까?
당신의 주변에는 누가 있습니까?
어떤 대화가 오고 갑니까?
상태는 어떻습니까?
죽음을 맞이하는 당일 당신은 죽음을 받아들일 준비가 되어 있나요?
만일 준비가 되어 있지 않다면 그 준비를 하기 위해 당신은 무엇을 하면 좋을까요?

그러면 지금 당신이 죽음의 순간 자체에 있는 것을 상상해 주세요.
이완합니다.
모든 것은 잘 풀릴 겁니다.

당신을 보고 있는 사람들도 당신을 돌봐주는 사람도 모두 괜찮습니다.
발끝부터 서서히 무감각해지면서 에너지가 머리 위쪽으로 쓱 하고 빠져나갑니다.
그리고 '이완'.

즐거운 일, 좋은 일을 상상해 주세요.
설레는 일을 상상해 주세요.머리 위부터 에너지가 빠져나가 밝은 빛 가운데로 들어갑니다.
당신의 영혼이 그 빛 하나하나가 되어 신체를 떠나 신체 위에 떠돌고 있는 것을 상상해 주세요.
그리고 지금은 빈껍데기가 된 신체를 보아 주세요.
당신의 영혼이 그 빛 하나하나가 되어 하늘 높이 올라가는 것을 상상해 주세요.
그 따뜻한 치유의 빛과 당신의 영혼이 하나가 되어 점점 높이 올라가는 것을 상상해 주세요. 당신의 영혼이 그 따뜻한 치유의 빛과 하나가 되어 아주 기분 좋은 상태에서 점점 높이 올라갑니다. 그리고 구름을 넘어 이윽고 지구의 바다가 보일 정도로 높은 곳에 왔습니다.
그 따뜻한 치유의 빛 가운데에서 당신의 영혼이 빛과 하나가 되어 기분 좋음을 유지하면서 점점 높이 올라가 지구 전체가 보일 정도로 올라왔습니다.
그 따뜻한 치유의 빛 가운데에서 당신의 영혼이 빛과 하나가 되어 아주 기분 좋은 상태에서 지구를 내려다보면서 당신의 인생을 되돌아보아 주세요.

인생을 되돌아보니 당신에게 가장 감사한 일은 무엇입니까?

인생을 되돌아보니 당신에게 가장 후회되는 일은 무엇입니까?

'아 했으면 좋았을 것을' 또는 '이렇게 했다면 좋았겠다'라고 생각한 것은 무엇입니까?

인생을 되돌아보고 만일 한번 더 인생을 보낼 수 있다면 앞으로의 인생에서 당신에게 진짜 소중한 것은 무엇일까요?

그러면 지금 당신의 영혼이 서서히 다시 지구로 가까워지는 것을 상상해 주세요. 점점 가까워져 이윽고 구름을 지나 지금 당신이 있는 건물 위까지 오는 것을 상상해 주세요.

천천히, 살짝, 당신의 영혼이 방 안으로 돌아오고 있는 것을 상상해 주세요.

천천히, 살짝, 영혼이 당신의 신체 안에 돌아오는 것을 상상해 주세요.

그럼 서서히 의식으로 되돌려 주세요.

지금 당신이 있는 방을 상상해 주세요.

소리를 의식해 주세요.

빛을 의식해 주세요.

준비가 되었으면 천천히 눈을 떠 주세요.

나의 기도

나의 기도

7장

치료의 조력자, 서포터

"치료를 돕는 손길을 기꺼이 받아들인다"

치유의 과정에 큰 영향을 미치는 서포터

"진짜 조력은 환자 본인이 내고 싶어 하는 결과를 돕는 것이다."

대부분 환자들은 살아오면서 자신에게 가장 의미 있는 게 무엇이었느냐 물으면 가까운 사람과의 인간관계라고 대답한다. 그렇다면 지금 자신을 지지해 주고 있는 사람이 곁에 있다면 그것은 자신에게 의미 있는 인간관계가 되는 것이다.

그리고 사람이 살아가는 동안 가장 곤란한 것 가운데 하나가 다른 사람과의 관계에서 소통이 잘 되지 않아 답답함을 느낄 때이다. 그러므로 누군가와 말이 잘 통해 소통이 잘된다면 그로부터 아주 좋은 조력을 얻고 있다고 생각하면 된다. 누군가와 소통이 잘 이루어지지 않으면 그것이 곧 큰 스트레스의 원인이 되므로, 아픈 사람에게는 조력자, 즉 '서포터(Supporter)'와의 관계가 치유의 과정에 큰 영향을 미치게 된다.

환자와 서포터 사이에서 가장 문제가 되는 것은 환자가 서포터로부터 얻고 싶은 조력이 이루어지지 않는 것, 혹은 서포터가 제공하는 조력에 대해 환자 자신이 만족하지 못한다는 것이다. 그리고 환자를 도울 때 저지르기 쉬운 실수는 환자 입장이 아니라 자신의 입장에서 환자가 해주었으면 하는 것으로 도움을 주는 것이다. 이것은 결국 환자 본인이 하고 싶어 하는 것을 무시하는 것으로 참된 서포터의 자질이라고 말할 수 없다.

진짜 조력은 환자 본인이 내고 싶어 하는 결과를 돕는 것이다. 환자 자신이 별로 도움이 되지 않을 거라고 생각하는 것에 몰두하게 하는 것은 환자에게 큰 스트레스만 주게 될 뿐이다. 더욱이 바라는 대로 결과물이 만들어지지 않으면 서로의 관계가 악화하여 치유의 과정에 방해가 된다.

남편에게 먹는 즐거움을 빼앗겼다 되찾은 40대 위암 환자

사이먼턴 요법을 6일 동안 진행하는 합숙 프로그램을 개최하게 되었는데, 그곳에 위암 말기인 40대 여성 환자가 참가하였다. 그녀는 대중교통을 이용할 수 없을 정도로 몸이 좋지 않아 남편의 차에 누운 채로 모임 장소에 도착했다. 혼자서는 걷는 것조차 불가능했으며, 얼굴에는 혈색도 없고 몸은 비쩍 말라 있었다. 목소리도 겨우 들을 수 있을 정도로 작았으며, 앉아 있을 수가 없어 누운 채로 모임을 진행하게 되었다.

그녀는 그곳에서 남편으로부터 자신이 평생을 억압당하며 살았다는 것을 깨달았다. 그녀는 남편에게 불만이 있어도 말하지 않고 참았으며, 집안일은 남편이 불평이 없도록 최선을 다했다. 먹고 싶은 것이 있어도 참으며, 자신이 하고 싶은 것을 하면서 살아온 것이 아니라 항상 남편의 말에 순종하며 살아온 것이다. 그녀는 자신의 삶에 대해 행복하다고 느낀 적이 없었다.

그녀가 유일하게 기댈 수 있는 사람은 시어머니였다. 그녀의 시어머니는 자신을 아주 많이 이해해 주고 배려해 주는 좋은 서포터였다. 하지만 시어머니가 병으로 세상을 떠난 후 그녀는 모든 것을 잃었다는 절망감에 괴로운 나날을 보내야만 했다. 그러면서 암이 발병했고 그녀의 투병생활이 시작되었다.

그녀는 남편이 결정한 치료방침을 따랐다. 남편은 자연요법을 믿고 매일 현미밥에 채식을 먹기를 권했다. 이 요법은 그녀에게 큰 스트레스를 주었지만 싫다는 말도 못 하고 그저 허무감에 사로잡힌 채 하루하루를 보냈다. 그녀는 면담을 통해 자신이 사는 동안 가장 행복한 순간은 맛있는 음식을 먹을 때였다고 말했다.

남편이 원하는 대로 참고 살아야 했던 제한된 삶을 벗어나 자신이 원하는 대로 살아도 된다고 말하자 그녀의 눈동자가 빛나기 시작했다. 그리고 사흘째 되던 날, 그녀는 자신의 발로 걸어서 식당에 가 뷔페로 차려진 점심을 맛있게 먹었다. 더욱 놀라운 점은 그녀가 한 접시를 더 먹기 위해 음식을 더 가져가려고 자리에서 일어났다는 것이다. 그녀의 얼굴에는 혈색이 돌았고 건강해진 듯한 새로운 그녀가 탄생하였다.

그 이후 그녀는 모임에서도 적극적으로 자신의 의견을 내놓았다. 그녀의 남편은 아내의 모습이 낯설기도 하고 그런 모습에 조금은 당황한 듯했다. 2주가 지난 뒤 그녀에게서 연락이 왔다. 병원에서의 검사 결과 위에 있던 종양은 극적으로 작아졌고, 온몸에 전이되어 있던 암은 모두 없어졌다고 했다.

서포터의 올바른 자세

"삶에 대한 집착은 내려놓고 건강에 대한 희망을 품는다"

다음은 서포터가 꼭 알아야 하는 중요한 것들을 알아본다. 진정한 서포터가 되기 위해서는 어떻게 생각하고 행동해야 하는지에 대해 생각해 보자. 제대로 알고 있어야 환자에게 진정한 서포터로서 자리매김할 수 있을 것이다.

① 서포터 자신의 욕구가 명확해야 한다

서포터 자신도 자신의 욕구가 무엇인지를 아는 것이 중요하다. 그리고 그 욕구가 지금 당장 필요한 것인지, 아니면 나중에 해도 괜찮은 것인지 명확히 판단하여 선택해야 한다. 만일 서포터가 자신의 욕구를 채우지 못한 상태라면 에너지가 저하되기 때문에 효과적인 조력이 불가능하다.

② 환자에게 원하는 것을 정확하게 요청한다

자신이 돕고 있고 있는 환자에게 원하는 것이 있다면 바로 요청해야 한다. 예를 들면 '먹는 음식을 바꾸어 보고 싶다'는 등의 의견을 환자에게 요청하는 것이다. 그러나 자신의 의견을 상대가 싫다고 한다면 자신의 의견을 수정해야 한다는 것도 알아야 한다. 그렇게 하지 않으면 그것은 상대에게 요청하는 것이 아니라 명령하는 것이 된다. 사람들 대부분은 누군가가 자신에게 명령하는 것에 대해 좋지 않은 반응을 보이기 마련이며, 이것은 비효율적인 소통 방식이다.

③ 환자의 요구가 무엇인지에 대해 늘 대화한다

서포터로서 해야 하는 일 중에 가장 중요한 것은 자신이 해야 할 것이 무엇인지 정확하게 알기 위해 환자와 늘 대화하는 것이다. 이때 상대의 요구를 우선적으로 듣는 것이 중요하다. 환자가 원하는 것이 무엇인지 잘 귀 기울여 들어야 하며, 절대 상대방의 요구를 추측하지 말아야 한다. 혹시 환자에게 서포터가 알아서 해주기를 바라는 마음이 있다는 것을 알게 되더라도 그렇게 하지 않아야 한다. 건전한 의사소통을 위해 많은 대화를 나누는 것이 중요하기 때문이다.

④ 비판적인 감정을 가지지 말아야 한다

서포터와 환자 사이에 좋지 않은 감정을 가지게 되는 경우가 있다. 서포터가 보았을 때 환자가 건강에 도움이 되지 않는 것을 한다거나, 건강에 도움이 되는 것을 하지 않는 경우이다. 이런 경우에 비판적으로 이야기를 하거나 분노의 감정을 가지게 되는데 이것 또한 비생산적인 소통 방식이다.

⑤ 애정이 담긴 대화의 시간을 가져야 한다

가장 효과적인 방법은 일주일에 두세 번 시간을 정해 놓고 서로 대화를 나누는 것이다. 환자와 서포터 사이의 중요한 문제 등에 대해 대화를 나누는 시간을 가지는 것이며 그저 잡담을 나누는 시간은 아니다. 이 경우 환자에게 애정을 가지고 대화해야 한다는 것을 명심하자. 서로 간의 소통의 질을 높이기 위해서는 다음의 방법을 중요하게 생각해야 한다.

첫째는 자신이 관찰한 것에 대해 이야기를 나누는 것이다. 단 판단이나 비판은 하지 말아야 한다. 둘째는 자신이 느끼는 감정을 전하는 것이다. 그리고 셋째는 자신의 욕구를 전하는 것이며, 넷째는 상대에게 의뢰하는 것이다. 관찰한 것에 대해 이야기를 나누는 구체적인 좋은 예를 들어 보자.

"내가 보기에 당신은 전혀 휴식을 취하지 않는 생활을 하고 있는 것처럼 보인다"라든가 "내가 보기에 당신은 사흘 동안 당신만의 시간을 가지지 못한 것 같다"는 등의 대화를 나누는 것이다. 반대로 좋지 않은 예를 보면, "당신은 전혀 휴식을 취하고 있지 않아"라는 식으로 단정적으로 말하는 것이다. 가능한 한 어떤 일을 단정 지어 말하지 말아야 한다.

또한 비판을 담은 말을 하지 않는 것도 중요하다. "잠깐 밖에 나가 바람을 쐬는 것이 좋을 것으로 보인다(생각된다)"는 식으로 말하는 것이 좋다. 그리고 같은 말을 하더라도 말투를 부드럽게 하는 것과 그렇지 않은 것은 완전히 다르다. 우선 자신이 관찰한 것부터 말하고 그다음 자신의 감상, 신경 쓰이는 부분을 말한다.

"내가 보기에 당신은 사흘 동안 한 번밖에 자신의 시간을 가지지 못한 것으로 보입니다. 그렇게 지내게 되면 나는 혹시 당신이 건강이 나빠지지는 않을까 싶어 불안합니다. 짧아도 괜찮으니 하루에 두 번 정도 자신의 시간을 가지고 쉬었으면 좋겠다고 생각합니다만… 그렇게 해주시겠어요?"라는 식으로 말하는 것이 중요하다. 이 대화 속에는 위에서 말한 네 가지의 대화법 형식이 모두 들어 있다.

소통을 위한 대화는 우리가 평소에 하고 있는 대화와는 크게 다르다. 우리는 상대방과의 대화에서 쉽게 단정해 버리고 비판하고 분노하고 명령하는 경우가 아주 많다. 다른 사람의 명령에 기뻐하며 따를 사람은 아무도 없다는 걸 알면서도 우리는 오랫동안 이런 비효율적인 대화를 하면서 살아왔다. 이것은 우리를 고뇌하게 만드는 원인이기도 하다.

다음은 대부분의 서포터가 환자에 대해 느끼고 있는 문제점이다.

▶ 자신이 아니라 다른 사람의 일에 너무 걱정이 많다

▶ 여러 가지 일에 신경을 너무 많이 쓴다

▶ 자기 자신을 확실하게 케어하지 못한다

▶ 다른 사람을 돌보는 데에 지나치게 에너지를 쏟는다

▶ 너무 바쁘다

▶ 조용한 자기만의 시간을 가지지 못한다

▶ 치료방침에 대한 의견이 다르다

▶ 식사법에 대한 의견이 다르다

▶ 운동에 대한 의견이 다르다

▶ 여러 가지 일에 대해 너무 쉽게 낭패스러워한다

▶ 여러 가지 일에 대해 '아니오'라는 말을 하지 못한다

이런 문제점을 효과적으로 대화를 통해 풀어갈 수 있는 기술을 익히는 것이 중요하다.

⑥ 결과에 대한 집착을 버려야 한다

이것은 더욱 어려운 부분이다. 환자가 자신의 건강에 대해 '어쨌거나 건강해져야 한다'라고 결과에 집착하는 것이다. 건강해지기 위한 노력을 할 때 중요한 것은 '건강해지고 싶다'는 건강에 대한 희망을 놓지 않는 것이다. 하지만 그 희망을 품음과 동시에 '오늘 죽어도 괜찮다'라며 집착을 내려놓는 자세도 필요하다.

자신이 병을 앓고 있든 그렇지 않든 상관없이 '오늘 죽어도 괜찮다'고 하는 마음가짐을 가지는 것은 아주 중요하다. 이런 의식을 가짐으로써 자신에게 주어진 하루하루를 자유롭게 살아갈 수 있는 선택이 가능해진다.

이런 자세가 마음속에 정착되어 있으면 이 세상에서 어떤 일이 벌어지든, 혹은 자신의 주위에서 어떤 일이 벌어지더라도 아무 문제가 되지 않는다. 자신을 위해 무엇을 해야 하는지를 알기 때문에 혼란스

러운 일은 벌어지지 않는다.

집착을 버린다는 것이 포기한다는 것은 아니다. 집착을 버리더라도 희망을 가질 수 있다. 이것은 아주 중요한 자세이다. 포기한다는 것은 상대방에게 신경 쓰는 것을 그만둔다는 것을 말하지만, 집착을 내려놓는다는 것은 결과가 어떠하든지에 상관없이 상대방에 대한 배려와 애정은 그대로 가지고 있는 상태이다.

서포터나 치료사의 자격으로 환자를 돕게 되었을 때 중요한 점은 '저 사람이 건강해졌으면 좋겠다. 하지만 혹시 건강이 더 나빠지거나 죽게 되더라도 괜찮다'라는 자세를 가지는 것이다. 많은 서포터들이 이 부분에 대해 많은 문제점을 가지고 있다.

서포터는 환자를 향해 일부러 이런 말을 할 필요도 없고, 그렇게 하는 것은 현명한 행동이 아니다. 하지만 스스로는 이런 상황을 이해하고 있을 필요가 있다. 그렇게 함으로써 조력을 받는 환자는 부담감이 없어지고 자유롭게 의사 표현을 할 수 있게 된다. 전문가로서든 아니면 개인적으로 돕는 경우든 상관없이 집착을 가지게 되면 큰 문제를 끌어안게 된다. 다시 한번 강조하지만, 자신이 조력하는 사람이 혹시라도 병이 악화하거나 죽음을 맞이하게 되더라도 괜찮다는 마음을 가져야 한다. 그리고 환자가 건강해질 수 있다는 희망을 가지고 정성을 다하는 것이 중요하다.

불교의 가르침에서는 집착만큼 인간을 괴롭게 하는 것은 이 세상에 없다고 말한다. 그리고 인간이 가지고 있는 이 집착은 생명에 대한 집착이 아니라 생각하는 방법에 대한 집착이다. "자신이 생각하고 있는 것이 꺾여야 한다면 차라리 죽는 게 낫다"라고 말하는 자세다.

아래의 도표는 희망과 집착의 차이에 대해 정리한 것이다. 자신이 가지고 있는 감정이 희망인지 집착인지를 알 수가 없다면 다음의 도표에 비추어 보면 도움이 될 것이다. 자기 자신의 상태가 집착이 있는 경우라면 불건전 사고를 건전 사고로 바꾸어 희망을 가질 수 있도록 노력해야 한다.

희망	집착
'~하고 싶다', '~하자'	'~하지 않으면', '해야 한다'
에너지 업 ⬆	에너지 다운 ⬇
바라는 결과를 얻을 수 없더라도 허용할 수 있다	바라는 결과를 얻을 수 없다면 허용할 수 없다
건전 사고가 기본이다. 어떤 일이 일어나도 괜찮다. 모든 것에는 의미가 있다.	불건전 사고가 기본이다. 생각대로 이루어 내지 못한다면 세상사나 인생은 기능하지 않는다.
이완되어 있는 상태	스트레스가 있는 상태

⑦ 서포트 시스템 확대에 신경 쓴다

환자의 '서포트 시스템(Support System)'의 테두리를 넓히고 충실하게 진행한다. 환자의 서포트 시스템에 일부러 많은 사람을 집어넣을 필요는 없지만, 실력이 좋은 서포터를 충분히 준비하는 것은 중요하다. 가족이나 파트너 이외의 사람에게도 요구하여 자신만의 서포트 시스템을 미리 준비해 두어야 한다.

자신의 파트너 이외에 한 사람이라도 더 많은 서포터를 포함시킬 수 있다면 그것은 훌륭한 일이다. 한 사람이 해내는 것과 두 사람이 나누어 하는 것에는 큰 차이가 있다. 서포트 시스템에 실력이 좋은 사람들이 늘어난다는 것은 그만큼 안심할 수 있게 되는 것이다. 그리고 그렇게 되어야 서포터가 감당해 내야 하는 압박도 완화될 수 있다. 단 한 명의 서포터가 모든 것을 해내야 한다면 아주 큰 압박으로 작용한다. 그리고 이것은 전문가더라도 마찬가지이다.

⑧ 노는 것을 잊지 말아야 한다

병치레를 하는 동안 '놀이'를 잊어버리기 쉽다. 하지만 놀이의 가치에 대해 명확히 평가해 보면, 놀이는 삶에 가장 중요한 일이다. 놀고 있는 동안 우리의 에너지는 향상되고 세계를 보는 관점도 달라진다. 그러나 '놀이'라는 것이 우리 사회에서는 소홀한 대접을 받고 있는 경향이 있다. 병이 들어 투병 중인 사람이 놀고 있는 것을 누군가 보게 된다면 이런 반응을 보일 수도 있다.

"어머나 오랜만입니다. 이런 곳에서 뭘 하고 있는 거예요? 당신은 좀 더 건강해지기 위한 것을 생각하고 힘을 쏟는 게 좋지 않을까요?"

더구나 환자의 서포터인 가족이 환자를 돌보지 않고 놀고 있다면 사람들은 의아해할 것이다.

20여 년 전, 사이먼턴 박사는 죽음이 다가온 아버지의 서포터로서 가족 가운데서도 중심적인 역할을 맡고 있었다. 평일에는 일하고 금요일 밤에는 가족이 살고 있는 곳으로 가서 아버지를 돌보고 일요일 밤이 되어야 자신의 집으로 돌아오는 생활을 반복하고 있었다. 그렇게 아주 힘든 시간을 보내고 있을 때 그는 친한 친구들로부터 도움을 받았다. 아버지를 서포트하고 자신의 집으로 돌아온 어느 일요일이었다. 친구 네 명이 그의 집 앞에서 그를 기다리고 있었다.

친구들은 "깜짝 놀라게 해줄 일이 있으니 차에 타라"고 하고는 차를 달려 그를 바다로 데리고 갔다. 그곳에는 작은 요트가 준비되어 있었다. 친구들은 사이먼턴 박사가 요트를 좋아하는 것을 알고 있었던 것이다. 파도도 일지 않는 아주 좋은 날씨의 저녁이었다. 요트에는 와인과 치즈가 준비되어 있고 멋진 밤의 항해가 시작되었다.

하지만 배가 연안을 떠나는 순간 사이먼턴 박사는 갑자기 기분이 나빠졌다. 폭풍우 치는 바다에서도 한 번도 멀미한 적이 없던 그였는데, 이처럼 잔잔한 바다에서 뱃멀미가 난 것이다. 그는 왜 자신이 기분이 나쁜지, 자신의 마음속에 숨어 있는 것이 무엇인지를 생각해 보았다. 그의 마음속에는 '나는 이곳에 있어서는 안 된다' '이런 곳에서 놀고 있어서는 안 된다' '가족이 병으로 고통받고 있는데 내가 이런 곳에서 놀아서는 안 된다'는 생각이 가득 차 있었던 것이다. 그래서 사이먼턴 박사는 곧바로 마음속으로 소리를 질렀다.

'나는 여기에 있는 것이 필요하다! 나에게는 즐거움이 필요하다! 나는 가족을 서포트하기 위한 힘이 필요하다!'

그랬더니 그 순간 불쾌함이 해소되고 그 후에는 마음껏 항해를 즐길 수 있게 되었다. 그리고 그곳에서 얻은 좋은 에너지의 힘을 가지고 효과적으로 아버지를 돌볼 수 있었다.

이렇듯 자기 자신의 기분에 정직해지고 자신의 기본적인 욕구를 충족시키는 것은 아주 중요한 일이다. 하지만 다른 사람에게 정직해질 필요는 없다. 굳이 '여러분이 아버지를 서포트해 주고 있는 동안 나는 항해하러 다녀왔어요'라고 보고할 필요는 없다. 자신에게 있어 중요한 것을 자신이 알아서 지켜내야 한다.

때로는 서포트를 하는 동안 아주 큰 에너지를 사용해야 하는 경우도 있다. 그러므로 에너지를 축적해 두어야 하는 것도 서포터로서의 일 가운데 하나라는 것을 알아두어야 한다.

⑨ 내 안의 예지에 따라 돌보는 것이 중요하다

서포트를 하면서 마음속에 방황이 생긴다면 당신의 안에 있는 예지에 도움을 구하고 어떻게 해야 하는 게 좋은지에 대해 물어보자. 그리고 그 예지에 따라 움직이는 것도 좋은 방법이다.

- 서포터의 올바른 역할 요약 -

① 서포터 자신의 욕구가 명확해야 한다

② 환자에게 원하는 것을 정확하게 요청한다

③ 환자의 요구가 무엇인지에 대해 늘 대화한다

④ 비판적인 감정을 가지지 말아야 한다

⑤ 애정이 담긴 대화의 시간을 가져야 한다

⑥ 결과에 대한 집착을 버려야 한다

⑦ 서포트 시스템 확대에 신경 쓴다

⑧ 노는 것을 잊지 말아야 한다

⑨ 내 안의 예지에 따라 돌보는 것이 중요하다

8장

암을 극복하는 <2년 건강 계획>

"하루하루 기쁨과 건강을 쌓아간다"

〈2년 건강 계획〉 작성법

"실패하지 않도록 꼼꼼하면서도 헐렁한 계획을 세운다"

지금까지 얻은 정보를 종합해서 건강하게 살아가기 위한 행동 계획을 구체적으로 작성해 보자.

보통 우리가 어떤 계획을 세울 때는 '단기간'에 '보다 많은 것'을 효율적으로 달성하는 것을 우선시한다. 그러나 〈2년 건강 계획〉에서는 그런 접근 방법은 권하지 않는다. 〈2년 건강 계획〉을 제대로 수행하기 위해 노력을 기울이면 기울일수록 자신의 삶에 기쁨과 평온함이 찾아오며 하루하루를 편안한 마음으로 즐겁게 생활할 수 있다.

우선 기간을 1년이 아닌 2년으로 정한다. 이 기간으로도 조금은 부족함을 느끼는 사람도 있을 수 있지만, 그 이상 길어지면 압박감을 느낄 수도 있다. 2년간의 계획을 보았을 때 압박을 느끼는 것이 아니라 '설렌다'라든가 '마음이 편안하다'라는 느낌이 들 정도에서 마무리하는 것이 좋다. 너무 힘들다거나 꼭 해야 한다는 생각이 든다면 그 계획은 바람직하지 않다. 가능한 한 기쁘고 즐거운, 에너지가 넘치는 계획을 세우는 것이 좋다. 자신이 잘해 낼 수 없다거나 부담이 되는 계획은 하지 않도록 해야 한다.

건전한 생활을 하기 위해 필요한 여섯 가지 항목

① 인생의 목적

지금 자신이 이곳에 존재하는 이유가 무엇인지에 대해 대답하는 활동이다. 여기에는 직업이나 가정에서의 역할, 지역 활동, 종교 활동, 나아가서는 자신이 살아가는 동안 보람을 느끼는 것이나, 자신에게 자극을 주는 다양한 활동이 포함된다.

② 놀이·레저

자신에게 기쁨의 감정을 불러일으키는 것, 자신을 설레게 하는 모든 활동을 가리킨다.

③ 운동·육체적 활동

심박수를 높이고 심호흡을 촉진하는, 신체를 사용하는 모든 활동이 포함된다. 일이나 놀이를 통해서도 그런 효과가 나타날 수 있으나, 이와는 별개의 행동으로 정해 놓는 것이 중요하다.

④ 주위의 서포터

가족이나 친구, 카운슬러, 종교의 모임, 서포트 그룹 등 자신을 힘이 나게 하고 도움을 주는 사람들을 가리킨다.

⑤ 식생활·영양

여기에서는 '무엇을' '왜' 먹고 있는지에 초점을 맞춘다. 또한 먹을 것, 마실 것, 영양제 등에 대해 보다 건전한 개선을 꾀하는 것이 중요하다.

⑥ 창조적 사고(명상, 상상 등)

보다 구체적인 이완 또는 정신 수양의 방법 형태이다. 또한 인생을 살아가는 동안 자신이 바라는 결과나 상황을 상상할 수 있는 기법, 그리고 그런 요소를 습득하는 기회이다.

건강 계획 작성 시 유의사항

이 계획은 지금까지 우리가 만들어 온 높은 목표를 단기간에 달성하기 위한 것이 아니라 자기 자신에게 여유로움과 즐거움을 주기 위해 계획을 세우는 것이다. 그렇기 때문에 실패하지 않을 정도로 설정하는 것이 중요하다. 계획의 항목에 넣는 것은 반드시 자신이 달성할 수 있는 정도여야 한다. 또한 이 계획은 실천하는 보람이나 기쁨을 느낄 수 있는 것이어야 한다. 늘 그래왔던 것처럼 자신이 극복하기 힘든 어려운 것이어서는 안 된다. 또다시 실패의 역사를 만들어 가는 계획이 되지 않도록 조심해야 한다.

① 항목의 틀에 얽매이지 말아야 한다

항목은 여섯 개로 나누는 것이 좋지만 굳이 그 틀에 얽매일 필요는 없다. '인생의 목적' '놀이·레저' '운동·육체적 활동' '주위의 서포트' '식생활·영양' '창조적 사고'의 항목을 설정해 두었으나, 그 우선순위는 자신이 정하면 된다. 계획만으로도 마음이 살짝 흥분되는 것, 간단하게 실천할 수 있는 것부터 시작하면 된다. 또한 항목의 분류에도 얽매일 필요가 없다. 사람에 따라서는 '독서'가 '놀이'나 '창조적 사고'나 '인생의 목적'이 될 수도 있다. 모든 것은 자기 자신이 해석한 대로 시행하면 된다.

② 이미 시행하고 있는 것부터 계획한다

이 건강 계획의 항목으로는 자신이 이미 시행하고 있거나 자신에게 익숙한 것부터 계획을 세우는 것이 좋다. 물론 새로운 것에 도전해 보는 것도 좋지만 자신이 즐겁고 편안하게 할 수 있는 것을 계획하는 것이 중요하다.

③ 간단하게 할 수 있는 것을 계획한다

현재 자신이 시행하고 있는 것이 있다면 그 횟수와 시간의 목표를 하고 있는 것의 반 정도로 설정하는 것이 좋다. 걷는 것을 매일 30분씩 시행하고 있다면 그것을 일주일에 세 번 15분 정도로 설정하는 것이다. 그리고 처음 도전하는 사람이라면 최소한의 반으로 설정하여 간단하게 성공할 수 있도록 계획을 세워야 한다.

④ 기쁨과 병의 은혜를 계획에 넣는다

이 계획에는 당신의 기쁨과 병의 은혜를 확실하게 담아두도록 한다. 자신의 인생에 의미를 가져다주는 것과 병을 앓게 되면서 얻게 된 것을 계획에 담는다. 병은 우리를 본래의 자신으로 돌아가도록 도와주는 메신저의 역할을 하고 있기 때문이다. 이 메신저란 기쁨이나 병의 은혜를 확실히 자신 안에 받아들이고 본래의 자신으로 되돌리기를 원하고 있다. 계획의 앞부분에 기쁨 리스트와 병의 은혜 리스트를 적어 두고 계획에 적극적으로 반영하여, 건강해진 이후에도 그 은혜를 확실하게 자신이 받을 수 있도록 해야 한다.

⑤ 유연하게 즐길 수 있도록 한다

자신이 세운 계획에 적혀 있다고 해서 꼭 그대로 시행해야 하는 것은 아니다. 횟수나 시간을 최소한으로 틀을 정했으니 꼭 해야 하는 것은 아니라는 말이다. 자신이 하고 싶은 것이라면 정해진 것 이상으로 시행해도 좋고, 반대로 귀찮고 하기 싫다면 자신이 정한 것의 반만 해도 아무 상관이 없다. 다만 자신이 정한 것 이상으로 시행하고 싶다면, 자신의 정신적인 면이나 육체적인 면의 한계를 존중하여 신중하게 수행해야 한다.

⑥ 수정 · 보완을 허용한다

실제로 시행하다 보면 불합리한 점을 발견할 수도 있다. 그럴 때는 얼마든지 고쳐 적으면 된다. 자신이 흥미를 가지던 것이 바뀌었다거나 횟수나 시간이 부담스러울 수도 있고, 혹은 시간이나 횟수가 자신에게는 부족하다고 느낄 수도 있다. 그런 경우에는 수시로 수정하고 보완하면 된다.

⑦ 이미지를 활용한다

물리적으로 움직일 수 없는 경우라면 그것을 시행하고 있다는 것을 상상하도록 해보자. 이미지 워크를 하게 되면 자신이 그것을 시행하고 있는 것과 같은 효과를 얻을 수 있다. 이미지를 통해 그 효과를 활용하도록 한다.

⑧ 능동적으로 할 수 있는 것을 계획한다

상대가 해줄 수 있는 것이 아니라 자신이 스스로 할 수 있는 것을 생각해서 계획한다. 예를 들어 '주위의 서포트를 받아서'라고 하는 것은 자신의 의지보다 상대방의 의지가 함께한다는 느낌이 든다면, '자신이 전화를 한다', '자신이 외출해 함께 식사를 한다' 등의 경우는 자신이 능동적으로 하고 있는 계획이라고 할 수 있다.

⑨ 자신의 건강을 위하여 시행한다

건강 계획을 실행하는 이유는 자신이 건강해지기 위해서는 꼭 필요한 것이기 때문이라는 것을 자각해야 한다. 자신이 의지를 가지고 의식적으로 시행하는 것과 그저 타성에 젖어 시행하는 것은 똑같은 시간과 노력을 기울이더라도 효과는 전혀 다르게 나타난다.

⑩ 즐거움과 기쁨의 계획이 되도록 한다

건강 계획은 늘 즐거움과 기쁨이 함께할 수 있도록 신경 써야 한다. 늘 하던 대로 틀에 얽매인 고통스러운 계획이 되지 않아야 한다. 간단한 계획이더라도 시행하는 동안은 즐거운 마음으로 할 수 있어야 하고, 시행한 이후에는 즐겁고 행복한 마음이 가득 채워져야 한다.

⑪ 희망과 집착에 신경을 써서 계획한다

'무엇을 하고 싶다'는 희망에 대한 것을 소중하게 생각하고 계획을 세워야 한다. '무엇을 하지 않으면'이라는 집착에 사로잡혀 모든 것을 결정하지 않도록 주의해야 한다. 어떤 사람들은 처음에는 '무엇을 하고 싶다'라는 희망적인 생각을 가지고 시작하였음에도 불구하고 점점 '무엇을 하지 않으면'이라는 집착으로 생각이 바뀌는 경우가 있다. 희망적인 생각을 끝까지 잘 지켜내야 한다. 막상 실천해 보니 생각과 달리 점차 압박을 느끼게 된다면 불건전 사고를 다시 한번 점검해보자.

⑫ 건전한 계획이어야 한다

계획을 보았을 때 설레는 마음이 들고 즐겁고 희망으로 가득 찬 계획이어야 한다. 압박을 느끼거나 지긋지긋하다는 마음이 들지 않는 계획이어야 한다. 자구 불건전한 마음이 든다면 자신의 사고를 고쳐 쓰고 그 이후에 다시 계획을 건전하게 고쳐 적으면 된다.

⑬ 고쳐 적는 것에 대해 패배감을 가지지 않는다

계획을 다시 고쳐 쓰는 것에 대해 패배감을 느낀다면, 그것은 아직도 자기 자신이 집착을 가지고 있다는 것을 알아야 한다. 고쳐 적을 때의 기쁨을 받아들이는 것이 중요하다. 〈2년 건강 계획〉은 시행하는 중간에도 변경할 수 있도록 연필로 작성한다. 이것은 무엇에 집착하기 위한 계획이 아니라 희망을 가지고 자신을 건전하게 방향 짓기 위한 것임을 잊지 말자.

- 건강 계획 작성 시 유의사항 요약 -

① 항목의 틀에 얽매이지 말아야 한다

② 이미 시행하고 있는 것부터 계획한다

③ 간단하게 할 수 있는 것을 계획한다

④ 기쁨과 병의 은혜를 계획에 넣는다

⑤ 유연하게 즐길 수 있도록 한다

⑥ 수정 · 보완을 허용한다

⑦ 이미지를 활용한다

⑧ 능동적으로 할 수 있는 것을 계획한다

⑨ 자신의 건강을 위하여 시행한다

⑩ 즐거움과 기쁨의 계획이 되도록 한다

⑪ 희망과 집착에 신경을 써서 계획한다

⑫ 건전한 계획이어야 한다

⑬ 고쳐 적는 것에 대해 패배감을 가지지 않는다

〈2년 건강 계획〉

"내가 세운 건강 계획, 보는 것만으로도 설레고 행복하다"

건강 계획을 세우는 항목은 편의상 건강한 생활을 하는 데에 도움이 되고 필요하다고 생각되는 여섯 가지(인생의 목적, 놀이·레저, 운동·육체적 활동, 주위의 서포터, 식생활·영양, 창조적 사고)로 분류하였다. 각 항목과 관련하여 자신은 어떤 활동을 할 것인지를 결정하고, 그런 활동을 어느 정도의 횟수와 기간으로 시행할 것인지를 계획하여야 한다. 각 항목에 대한 설명(건전한 생활을 하기 위해 필요한 여섯 가지 항목)을 읽어 보고 시행하면 되며, 각 항목에서 어떤 것이 중요하고 어떤 것을 먼저 하느냐는 중요하지 않다.

① 각각의 항목을 표의 항목 칸에 채우고 2년 후 달성 목표를 결정한다. 이때 '기쁨 리스트'와 '병의 은혜 리스트'의 내용이 포함되도록 신경 쓴다. 또한 목표를 선택할 때는 자신에게 있어 가장 중요하

고 간단하게 할 수 있는 것을 우선순위로 결정한다. 우선순위를 결정할 때는 다음의 두 가지 점을 참고하면 좀 더 쉽게 접근할 수 있다. '과거에 자신이 각각의 항목을 수행하기 위해 보낸 시간이 어느 정도인가'와 '자신을 활기차게 만들어 줄 항목이 무엇인가'이다. 그렇게 첫 번째 항목이 결정되었다면 두 번째, 세 번째의 순서로 여섯 가지의 항목을 선택하면 된다.

② '항목1'의 2년 후 목표를 설정한다. 그에 이어서 같은 항목의 3개월, 6개월, 9개월 후의 목표를 설정한다. 각각의 활동 내용의 횟수와 시간을 의식해서 기재한다. 목표를 설정할 때 처음의 3개월간은 간단하게 수행할 수 있는 횟수와 시간을 고려해야 한다. 이미 수행하고 있는 일이더라도 그 횟수와 시간을 반 정도로 채우는 게 좋다. 예를 들면, 운동 항목에서 이미 매일 한 시간 동안 걷기를 하고 있는 사람이라면 처음의 3개월은 일주일에 3회, 30분이라고 적는 것이다. 이것은 그만큼만 해야 한다는 것이 아니라 최소한 그 정도만 해내더라도 건강 계획을 잘 수행하고 있는 것이다. 실패해서 다시 계획을 바꾸게 되어도 상관없으니 편안하고 착실한 마음으로 수행해 가는 것이 중요하다.

③ '항목2'의 2년 후 목표를 설정한다. 이어서 같은 항목의 6개월, 9개월을 단위로 순서대로 목표를 설정한다. 처음 3개월의 공간에는 검은색으로 비어 있는데, 이것은 처음 시작한 이후 3개월 동안은 수

행을 하지 않아도 괜찮다는 의미(물론 수행하고 싶다면 그렇게 해도 좋다)이므로 4개월째부터 시작하면 된다.

④ 이후는 이전의 요령으로 각 항목과 목표 설정을 작성하면 된다.

⑤ 모든 칸을 채웠다면 2년 후 목표인 여섯 항목을 모두 읽어본다. 이때 마음이 설렌다면 계획대로 시작하면 된다. 하지만 이렇게 해서는 자신이 너무 바빠 힘들 수도 있겠다는 압박을 느끼는 사람이라면 계획을 잘못 세운 것이다. 그럴 경우에는 자신이 세운 계획을 다시 한번 읽고 건전하고 행복한 마음이 들도록 계획을 바꾼다. '해야 하는 것'이 아니라 '하고 싶은 것'으로 계획을 세워야 한다.

건강 계획을 작성하는 일은 우리가 어떤 방향으로, 그리고 어떤 속도로 나아가고 싶은지를 확인하는 길잡이가 된다. 이 계획은 어디까지나 목표의 틀의 기반일 뿐이므로 언제든지 자유롭게 변경할 수 있다는 것을 알아두자.

〈2년 건강 계획〉 (예)

항목/월	3개월	6개월	9개월	12개월	15개월	18개월	21개월	24개월
운동 (자연 속 걷기)	20분/ 주3일	········→	20분/ 주4일	20분/ 주5일	········→	30분/ 주5일	40분/ 주5일	40분/ 주5일
놀이 (악기연주)		2곡의 악보를 산다	30분 /주1일	········	········→ (1곡 외우기)	30분 /주2일	········→ (2곡 외우기)	30분 /주2일 2곡을 친구 앞에서 연주
주위의 서포터 (가족·친구와의 대화)			전화로 대화: 15분/주 1일	전화로 대화: 15분/ 주1일 한달에 한번 함께 식사	········	········→	전화로 대화: 15분/ 주2일 한달에 한번 함께 식사	전화로 대화: 15분/ 주2일 한달에 한번 함께 식사
식사·영양 (현미채식)				1회 /주2일	1회 /주3일	········→	2회 /주3일	2회 /주3일
인생의 목적 (봉사활동)					봉사 활동 정보 수집	1회 /월	········	········→
창조적 사고 (명상)						매일 15분	········	········→

9장

건강의 깊은 맛

"내 입맛에 맞는 건강한 삶을 만든다"

내 행복에 집중하기

“조금이라도 불편하다면 멀리한다”

이 책을 통해 우리는 지금까지와는 다른 새로운 방식의 건강한 삶을 살아가기 위한 자세를 배웠다. 그 대부분의 정보는 우리에게 익숙지 않은 것이었을 수도 있다. 또는 자기 자신의 건강한 삶을 살기 위한 생각에 깊은 확신을 주었을 수도 있다.

어떤 생각이든 상관없이 우선 가장 중요한 것은 초조해하지 말고 천천히 노력하자는 것이다. 많은 환자들이 큰 걸음으로 한 걸음씩 내달리기 위한 시도를 하지만, 반걸음씩이라도 착실하게 노력하는 것이 중요하다. 자신에게 남은 삶을 건강하게 지켜내고자 하는 생각을 가지고 있다면, 당신의 곁에 많은 서포터를 두는 것도 아주 중요하다. 보다 많은, 효과적인 도움을 받을 수 있다면 그것은 치유에 매우 유익할 것이다.

만약 자신이 지금부터라도 건강한 삶을 살기 위한 길을 가고 싶은

데 무엇부터 어떻게 시작하는 것이 좋을지에 대한 혼란이 있다면 다음의 두 가지 리스트를 만들어 보자.

첫째, 자신의 건강에 도움이 되는 사람, 장소, 사건에 관한 리스트를 만들어 본다. 함께 있으면 기분이 좋아지는 사람, 장소, 상황의 리스트를 만든다. 그 사람이나 장소, 또는 상황을 '건강을 위해 좋은 사람, 장소, 상황'이라는 위치를 부여해 보자. 그리고 그런 사람들이나 장소, 상황에서 가능한 한 많은 시간을 보내도록 노력하자.

둘째, 자신의 건강에 도움이 되지 않는 사람, 장소, 사건에 대한 리스트를 만들어 본다. 일상생활을 하면서 자신이 함께 있게 되면 기분이 나빠지는 사람, 마음이 불편해지는 사람이나 장소 또는 상황의 리스트를 만드는 것이다. 그 사람이나 장소, 상황을 '나의 건강을 위해 도움이 되지 않는 사람, 장소, 상황'이라는 위치를 부여해 보자. 그리고 그런 사람이나 장소, 상황에 처해지지 않도록 노력해야 한다. 그런 사람이 자신의 가족 구성원일 수도 있으나, 그렇더라도 적절한 거리를 유지할 수 있도록 노력해야 한다.

유방암을 앓고 있던 어느 60세 여성은 80세의 어머니가 서포터였다. 병을 앓기 전까지 30여 년간 그녀와 어머니는 적어도 하루에 두 번은 전화 통화를 할 정도로 친밀한 관계였다. 하지만 그녀가 암 진단을 받은 이후에는 어머니와의 통화가 늘 부담으로 느껴졌다. 어머니는 그녀와의 통화에서 늘 "네가 암 진단을 받았다는 게 얼마나 슬픈 일인지 그 누구도 모를 것이다. 내가 이렇게 슬퍼한다는 걸 너도 모를 것이다"라고 말했다. 그녀는 어머니와의 통화가 부담스럽기 시작했고, 그래서 자신의 어머니와 거리를 두고 지내기로 결심했다. 어머니에게서 걸려 오는 모든 전화를 남편이 받도록 하고, 그녀는 어머니와 직접 통화하는 일을 그만두었다. 어머니에게는 불쾌한 일일 수 있지만, 자신의 건강을 위해서는 좋은 일이라는 확실한 판단을 가지고 자기 자신을 돌보는 데에 전념했다.

몇 년이 지난 후 그녀의 어머니는 그녀의 상황을 이해해 주었고 그녀와 어머니의 관계는 그 이전보다 더욱 좋아졌다.

이렇듯 우선은 자기 자신의 건강과 기분을 가장 중요하게 생각해야 한다. 자신의 기분이 좋지 않을 때는 자신의 건강도 나쁜 상황에 빠지게 된다는 것을 이해해야 한다. 평소 우리가 쉽게 눈치채지 못하는 경우도 있지만, 어찌 됐든 기분 나쁜 상황을 계속 만들다 보면 그것이 병이 되어 버린다. 그러므로 자신의 기분이 어떤 상태인지에 대해 섬세하게 주의를 기울여야 한다.

카운슬링이나 누군가에게 지도를 받으러 갔을 때도 마찬가지이다. 카운슬링이나 지도를 받은 이후 자신의 기분이 좋아졌는지 확인해야 한다. 기분이 나빠졌다면 당장 그것을 그만두어야 한다. 그것 말고도 마음이 상하는 일은 많이 벌어지므로, 굳이 돈을 지불하면서까지 기분 나쁠 필요는 없다는 것을 확실하게 이해해야 한다.

서포터 모임 참석 문제

환자를 케어해 주는 서포터 모임에 참가할 때도 참가하기 이전과 참가하고 있는 현재, 그리고 참가한 이후의 기분을 비교하도록 한다. 만일 그 서포터 모임이 좋은 역할을 해내고 있다면, 그곳에 참가하고 있는 도중이나 이후에는 기분이 아주 좋아져야 한다. 그러므로 될 수 있으면 그런 모임을 선택하는 것이 중요하다.

하지만 이런 좋은 서포터 모임일지라도 때로는 변하고, 자신이 필요로 하는 부분에도 변화가 있을 수 있다. 그 서포터 모임이 자신에게 효과적인지 아닌지의 기준은, 그 모임에 자신이 가고 싶은지 아니면 가고 싶지 않은지로 결정된다. 만약 그 모임에 가고 싶지 않다는 생각이 든다면, 그때는 그 모임을 그만두어야 하는 것을 고려해야 한다. 점점 그 모임에 참석하고 싶지 않는다면, 막연하게 생각할 게 아니라 참석하기 전과 참석 이후의 자신의 기분을 주의 깊게 관찰할 필요가 있다. 모임에 참석한 이후에 참석 전보다 기분이 좋지 않다면, 그 모임에는 더 이상 참가하지 않는 것이 좋다.

자신의 건강을 위해 좋지 않다고 생각되는 장소로부터 멀어지고자 할 때 그곳에 있는 사람들은 그곳에 계속해서 참가하도록 애를 쓸 것이다. 그들은 "우리는 당신을 필요로 하고 있다"라든가 "당신은 우리에게 아주 소중한 사람이고 또한 우리에게 도움이 되는 사람이다"라고 할 수도 있다. 그러나 잘 기억해야 하는 것은 당신은 도우러 가는 것이 아니라 도움을 받기 위해 참가한다는 사실이다.

우리는 그런 요구를 거절하는 데 죄책감을 느낄 수도 있다. 그럴 때를 대비해 비장의 카드를 준비해 두자.

의사가 모임에서 당분간 떨어져 지내라는 지시를 내렸다고 말하는 것이다. 당신의 건강을 지키기 위해서는 확실하고도 단호하게 말할 필요가 있다. 이렇게 말한 다음에 자신에게 죄책감이 들 수도 있지만 조금은 냉정하게 자기 자신을 되돌아보고 자신의 예지에 귀를 기울여 보자. 자신이 서포터 모임에 다시 참가하는 것이 좋겠는지, 아니면 그냥 멀어지는 것이 좋겠는지를 자신의 예지에 물어보는 것이다. 그런 다음에 그 모임에 다시 나가는 것이 좋겠다는 확신이 들면 그때는 다시 그 모임에 참석해도 괜찮다.

내 경험을 소중하게 나누는 방법

"가까운 사람이 불편해해도 스스로를 믿자"

암이라는 병을 앓고 있는 것만으로 주위로부터 주목받는 존재가 될 수 있다. 건강을 되찾기 시작하면 더욱 그러할 것이다. 주위 사람들은 어떻게 건강해질 수 있었는지에 대한 비결을 듣고 싶어할 것이고, 그 말을 듣기 위해 직접 방문을 할 수도 있다. 자신의 가족 중에 암환자가 있다면서 어떻게 암이 낫게 되었는지 알려 달라고 하는 사람도 있을 수 있다.

하지만 그럴 때는 반드시 도움을 줄 수 없다고 말해야 한다. 그런 문제에 대해서는 자신이 도움을 받은 책을 소개하거나 카운슬러의 정보를 건네는 정도이면 충분하다.

이런 문제가 발생했을 때 그 사람들이 어떤 마음으로 찾아왔는지를 알기 때문에 죄책감을 가지게 될 수도 있다. 그럴 때는 "이야기를 해주고 싶지만 의사로부터 그런 말을 하지 말아야 한다는 말을 들었다"는 비장의 카드를 준비하자.

이 시기는 아직 다른 사람을 도와줄 단계가 아니며 오히려 여전히 도움을 받아야 할 시기다. 건강을 회복하는 중요한 시기라는 것을 확실히 이해하고 있어야 한다. 이렇게 말한 이후에 다시 죄책감을 가질 수도 있는데, 그럴 때는 혼자 조용히 자신 안의 예지에 물어보자. 그리고 이것은 서포터에 대해서도 마찬가지이다. 서포터도 자신의 신념을 소중히 지켜야 한다. 그것이 서포터 자신에게뿐만 아니라 환자에게도 중요한 것이기 때문이다.

회복된 이후 1, 2년 동안은 다른 사람을 돕기 전에 우선 자기 자신의 서포터가 되도록 노력해야 한다. 확실하게 자기 자신을 다스리고 자신을 중심으로 케어할 수 있어야 한다. 특히 처음 1, 2년 동안은 그것을 철저하게 지켜야 한다. 그것이 가능해진 이후에 다른 사람에게 도움을 주는 것은 상관없다. 우선은 자기 자신을 돌보는 게 가장 중요하다. 그리고 서포터도 이 점을 똑같이 지켜 환자가 자기 자신을 케어할 수 있도록 도와주어야 한다. 주위의 사람들이 그것의 중요성을 이해하지 못하더라도 이것이 환자 자신에게 얼마나 중요한 일인지에 대해 확실히 이해시키고 노력해야 한다.

주위의 반응이 나를 단단하게 만든다

당신이 건강해지기 위한 노력을 시작하면 지금까지의 자기 자신의 태도에 변화가 생길 것이고, 그것은 여러 부분에서 어려운 상황을 야기하게 된다. 왜냐하면 자기 자신을 돌보기 위해 변하는 모습이 주위의 다른 사람들에게는 별로 좋은 일이 아닐 수도 있기 때문이다. 사람은 변화를 두려워하기 때문에 큰 그림으로 봤을 때 그 변화가 좋은 것이라는 것은 알면서도 익숙하지 않기 때문에 저항이 생기는 것이다. 당신의 변화에 저항을 느끼는 사람들은 당신을 이전의 모습으로 되돌리려고 할 수도 있다. 당신의 좋은 변화에 대해 받아들이지 못하고 당신을 원래의 생활로 되돌려 놓고 싶어 한다.

특히 가까운 사람들에게서 "어떤 일이 있었는지는 모르겠지만 최근의 당신 모습은 별로 좋지 않다고 생각해", "예전에는 좀 더 좋은 사람이었는데", "건강해지는 것과 제멋대로인 것을 혼동하고 있는 것은 아닌가"라는 말을 들을 수도 있다. 가까운 사람일수록 당신의 변화에 가장 민감하게 반응할 수 있다. 이런 경우가 자신에게 있어서는 매우 괴로운 일이니 그런 일이 일어나지 않도록 하루하루를 보내는 것이 바람직하다. 하지만 그런 일이 생기더라도 괜찮다고 할 수 있는 마음가짐을 가지는 것도 중요하다.

주변의 사람들로부터 당신의 변화는 정말 훌륭하다는 말을 듣고 있다고 생각하자. 또한 당신은 너무 변해서 내가 싫어하는 사람이 되어 버렸다는 말을 듣게 되더라도 괜찮다는 생각이 들 수 있도록 마음의 준비를 하자.

이런 비판은 당신이 집중적으로 변화를 위한 노력을 하고 있을 때 일어나기 쉬운 일이다. 자신이 가장 사랑하는, 가장 응원받고 싶은 사람에게서 그런 비판을 들을 수도 있다. 그것은 매우 충격적인 일이다. 그럴 때는 한 번 더 2년 동안의 건강 계획을 돌아다본다.

그리고 건강 계획대로 노력한 결과로 생긴 일이라면 자기 자신의 노력에 감사해하자. 그들이 하는 말은 자신이 확실하게 건강 계획을 잘 지켜 소중한 변화를 일으켰기 때문이라고 생각하면 된다.

부록 – 칼 사이먼턴, 오비츠 료이치 대담

'암과 마음'

칼 사이먼턴 – 사이먼턴 요법 창시자

오비츠 료이치 – 오비츠 산케이 병원 명예원장

오비츠

암이라는 병은 낫기도 하고 낫지 않기도 합니다. 암은 신체뿐만 아니라 심신성 병이기도 하기 때문에 초조해하지 말아야 하며, 자기 자신을 되돌아보고 조금씩 앞으로 나아갈 필요가 있다고 생각합니다. 앞으로 이 병이 극복되는 날이 온다면 그것은 유전자학도 아니고 면역학도 아닌 마음의학에 의해서가 아닐까 생각하고 있습니다. 언젠가는 이 분야도 객관성을 가지고 접근할 수 있을 것이라고 생각합니다. 제 병원에서만 봐도 하루가 다르게 치료되고 있는 사람들을 보면 아무래도 마음의 문제가 얽혀 있는 것으로 생각됩니다.

사이먼턴

마음과 감정은 치유의 과정에서 핵심이 되는 부분이라고 생각합니다. 환자 자신이 감정적인 스트레스를 해소하는 것은 매우 중요한 일입니다. 그리고 그것은 환자가 건강을 회복해 가는 과정뿐만 아니라 죽음을 맞이하는 과정에서도 중요하다고 생각합니다. 환자들과 시간을 함께 보내면서 죽음을 향한 과정을 기쁨으로 맞이하는 사람들을 보았습니다. 그 결과 마음의 평안을 얻는 것이 가장 강조되어야 한다고 생각합니다. 환자를 진찰할 때 병을 어떻게 할 것인지를 생각하는 것보다 인생을 풍요롭게 한다는 점에 중점을 두고 조력하는 것이 중요합니다.

오비츠

선생님은 희망을 중요시하고 있는데 인간으로 살아가는 이상 희망이 중요하다는 것은 물론이고, 병을 가지고 있을 때도 희망을 가진다는 것은 중요하다고 생각합니다. 하지만 좀처럼 희망을 가질 수 없는 사람도 많습니다. 이것은 대부분의 의료 현장에서 환자의 희망을 빼앗아가는 상황이 많기 때문이라고 생각합니다. 예를 들면 "우리가 해야 할 것은 모두 했습니다. 더 이상의 치료법은 없습니다. 완화의학 병동을 소개할 테니 그쪽으로 가세요"라고 말합니다. 이것은 일상적인 암치료병동에서 자주 들을 수 있는 말인데 환자의 희망을 빼앗아가는 말이라고 생각하며 매우 좋지 않은 상황이라고 판단합니다. 그런 경우 희망을 계속 가질 수 있는 장소를 제공하는 것이 의료의 중요한 역할이라고 생각합니다. 또한 환자의 입장에서 보면 단순히 희망을 가지라는 조언은 제대로 받아들일 수 없는 어려운 상황이라고 생각합니다. 선생님이 강조하고 있는 사후 세계에 대한 생각이 중요하다고 봅니다. 희망은 죽음으로 끝나는 것이 아니라 사후에도 희망을 가지고 간다는 것이 중요해지는 것이라고 생각합니다.

사이먼턴

희망을 가지고 인생을 살아가는 것은 중요합니다. 그리고 희망을 가지고 죽음의 과정에 임하는 것 또한 중요합니다. 모든 인간은 언젠가는 죽음을 맞이합니다. 환자에 대한 죽음을 생각하기 전에 나와 죽음과의 관계에 대해 생각해봅니다. 이때 인지행동요법은 아주 큰 도움이 됩니다. 우리가 고통이나 괴로움을 가지게 되면 그것은 육체뿐만 아니라 반드시 정신적인 고통이나 괴로움을 동반합니다. 육체적인 고통, 정신적인 아픔에 대한 요법으로 이 인지요법이 효과적입니다. 자신이 육체적인 고통을 가지고 있을 때 '자신이 무엇을 생각하고 있는 것인가' 하고 자기 자신을 되돌아보면 가족의 일로 괴로워하고 있는 경우가 있습니다. 암환자의 경우에는 암이라는 병에 대해 불안을 안고 있을 수도 있습니다. 또한 죽음이나 사후의 세계에 대해 공포를 안고 있을 수도 있습니다. 이런 부정적 감정을 만들어 내는 신념이나 생각을 건전한 사고방식으로 바꾸는 것이 중요합니다. 이것은 카운슬링을 할 때 매우 중요한 부분이 되며, 카운슬러 자신이 이 부분을 확실히 소화할 수 있도록 카운슬링이 확실히 표준화되어 있는 것이 중요합니다. 특히 죽음에 관한 주제에 대해서는 말하고 싶지 않은 환자도 있을 수 있으므로 각각의 상태를 확실히 파악하고 대처할 필요가 있다고 생각합니다. 죽음의 주제에 저항감이 있는 환자 중에는 공포나 절망감에 괴로워하고 있는 환자도 많습니다. 그 경우에는 그런 상태로부터 얼마만큼의 마음의 평안을 끄집어 낼 것인가 하는 것이 중요합니다.